家庭中老年急病处理指南

程国珍　编著

中医古籍出版社

图书在版编目（CIP）数据

家庭中老年急病处理指南/程国珍编著. -北京：中医古籍出版社，2009. 9

（中国特色医药丛书）

ISBN 978-7-80174-652-8

Ⅰ. 家…　Ⅱ. 程…　Ⅲ. ①中年人-急性病-诊疗-指南 ②老年人-急性病-诊疗-指南　Ⅳ. R459. 7-62

中国版本图书馆 CIP 数据核字（2009）第 053410 号

家庭中老年急病处理指南

程 国 珍　编著

责任编辑：孙志波　邓永标
封面设计：北京博克思文化发展有限公司
出版发行：中医古籍出版社
社　　址：北京东直门内南小街 16 号　（100700）
印　　刷：北京市登峰印刷厂
开　　本：850mm×1168mm　1/32
印　　张：5
字　　数：125 千字
版　　次：2009 年 9 月第 1 版第 1 次印刷
印　　数：0001—2000
书　　号：ISBN 978-7-80174-652-8
定　　价：16. 00 元（全套定价 150. 00 元）

前　言

随着社会的发展，科技、医药及卫生事业也在不断地进步。这些进步不仅为中老年人的健康长寿提供了良好的环境和条件，也促使中老年人的保健和防病意识不断地提高。

步入中老年后，人的体质渐弱，慢性病较多，各器官功能低下，在日常生活中难免出现不良症状。为了进一步提高中老年人的健康水平，确保健康长寿，做到老有所养、老有所学、老有所为、老有所医、老有所乐，充分发挥其余热及聪明才智，并为奔向小康社会作出新贡献，作者在已编写两本书（《中老年教师卫生保健咨询》和《中老年四季保健》）的基础上，通过走访征求意见，又编写出第三本书，即《家庭中老年急病处理指南》。

本书共有五个部分，包括：（1）中老年人常见症状的自我处理；（2）家庭中老年人意外事故的紧急处理；（3）中老年人慢性病急性变化的预防及处理；（4）中老年人常见心脑血管急症的紧急处理方法；（5）中老年人常见病按揉穴位缓解法。

本书内容简明扼要，图文并茂，语言通俗易懂，少用医学术语，使读者能看懂、能学会、能应用、能操作，具有实用性、科学性、知识性和可读性。本书有利于中老年读者及其家庭、亲友进一步掌握自我保健知识和自我诊断技术，并能对急症、急伤、急病及时就地实施急救，为进一步救护赢得时间。本书是中老年人及其家庭常备的一本保健书。

本书编写过程中，作者阅读并重温了许多学过的医学书籍、笔记及有关老年保健书籍。本书的编写不仅得益于前人的经验总结，同时也是结合了本人退休后十几年来做老年医疗保健工作的实践，并考虑了中老年同志的需要及要求。本书针灸穴位部分得到了沈阳市中医研究院专家董子沛教授在学术上的审阅，本书第三、四部分得到了沈阳市第一人民医院“干诊科”主任医师孙晓燕的审阅，全书还由沈阳市医学院田力教授（主任医师）在学术上加以指导。在此，作者一并深表谢意。

因作者水平有限，本书难免有不足之处，欢迎各位专家、同行以及中老年读者批评指正。

本书能在今年出版，也满足了作者的一个最大心愿，那就是以本书的出版作为对中华人民共和国成立 60 周年的最好献礼。

程国珍

2009 年 3 月

目　　录

第一部分 中老年人常见症状的自我处理

第二部分 家庭中老年人意外事故的紧急处理

第三部分 中老年人慢性病急性变化的预防及处理

第四部分 中老年人常见心脑血管急症的紧急处理方法

第五部分 中老年人常见病按揉穴位缓解法

第一部分
中老年人常见症状的自我处理

一、中老年人眼内进入异物的家庭紧急处理方法

眼结膜、角膜进入异物俗称“眯眼睛”，自觉得眼睛里有东西在摩擦，睁不开眼睛，流眼泪，虽然眼睛内进入异物算不了什么大病，但给老人在生活上带来不方便，处理得不及时，还可发生角膜感染或其他眼病。

（一）眼内进入异物的原因

眼内进入异物的原因大多是由风沙颗粒、小虫、柳絮、绒毛等突然飞进眼里，还可由石灰、煤渣、米粒等进入眼里造成的，进入眼内的异物有一个或多数，有的整体，有的分解成粉沫，病人十分痛苦。

（二）眼内进入异物的症状

当异物进入眼结膜后，眼里有异物感并有摩擦、疼痛感，不能睁眼睛，眼泪不断地流出，如同哭样，病人十分痛苦，不仅影响学习和工作，也给生活造成不便。

（三）眼结膜、角膜异物的家庭紧急处理方法

老年人眼功能低下，进入眼里的结膜异物如不能及时取出，可使结膜充血，会使角膜降低透明度，严重者易细菌感染，造成角膜溃疡或诱发其他眼病，所以，老年人“眯眼睛”不是小事，要及时地处理，严重者去医院看医生。

家庭紧急处理方法如下：

将下眼睑（下眼皮）用洗干净的食指往下扒开，看一看异物是在结膜上还是在角膜上，然后再用拇指与食指将上眼睑（上眼皮）扒开，看有无异物，用清洁棉签清除角膜异物。

1. 眼结膜（白眼珠）异物除掉方法

查找后发现了异物可用干净的纱布药棉等做成一小条，然后小心轻轻地把眼内异物擦出。如发现为粉末样的异物，可用凉白开水倒在干净的小壶或玻璃杯里冲洗，千万不要挤压，以防损坏眼结膜。

2. 角膜异物除掉方法

如异物在角膜上覆盖着、不深，可将眼睛睁大，看一个方向，用湿盐水棉纱布或眼药水看准异物的位置迅速地将角膜表面的异物轻而又轻地擦去，但千万不可使劲反复地擦，要一次成功，避免损伤角膜，如果异物较严重的就不要多次去擦，应及时去医院处理。

3. 除掉炎症预防感染

如将眼内异物取出后，为去除眼内炎症，防止患结膜炎、角膜炎，应用眼药水或眼药膏每日三次，早午上氯霉素眼药水，晚间上红霉素眼药膏，即可避免感染。

（四）怎样预防角膜、结膜进入异物

1. 老人在风沙天气不要外出，如急需有事外出时，应带眼镜或风镜，防止沙粒或小虫等异物进入眼内。

2. 保护眼睛睫毛不脱落，可阻挡异物进入角膜。睫毛对防止眯眼睛能起到一定的作用。

二、中老年人鼻出血自我紧急处理方法

鼻出血俗称“出大寒”，多数老人都有过鼻出血的经历，为什么老年人鼻子容易出血呢？一是因为老年人血管脆，弹性差，功能降低。二是老年人易患动脉硬化，患病后鼻下甲的后边是最容易出血的地方。三是鼻子里的血管丰富，浅表且曲折。四是老人鼻腔内易干燥结痂，加上有的老人习惯抠鼻痂就更加造成鼻出血。五是鼻腔是呼吸系统的大门，易受细菌、病毒感染且易受外部的挫伤。六是每个鼻孔里从前下面如同阶梯顺序排列着下鼻甲、中鼻甲、上鼻甲，鼻甲活动血管也随之活动，加上老人血管老化也是出血的原因。

老人常见的易出血点是鼻中隔的前下方，解剖学称为凯氏区。鼻中隔是两个鼻孔中间的一块软骨板，血管密聚，上边只有一层薄膜，无肌肉保护，易造成血管伤害出血。

鼻出血怎样预防及出血自我处理：

1. 锻炼身体，根据个人体质，做户外活动，增强身体的抵抗力。

2. 保持居室空气新鲜，经常开窗通风换气，防止空气干燥造成鼻腔内形成结痂易出血。

3. 养成良好的卫生习惯，不要用手抠鼻痂，因为这样会碰破鼻内血管，造成鼻流血，还易增加感染的机会。保持鼻腔内清洁，经常清洗，防止鼻腔内形成结痂。

4. 防止鼻部外伤，如挫伤、创伤、跌伤等都易造成老人鼻出血。

5. 老人一旦遇有鼻出血时，首先不要仰头，这样鼻血会流进胃内，鼻流血少可用清洁药棉或卫生纸搓成球形堵塞出血的鼻腔内，然后用冷毛巾垫在后颈部，鼻血就可止住。如果流血量大，经以上处理仍止不住，要立即到医院处置。

6. 老人患有动脉硬化时应及时治疗，以防后患。

三、中老年人患口腔溃疡及口角炎的个人处理方法

口腔溃疡及口角炎是春季中老年人常见的小病，虽不算什么大病也没有更大的扩展，但病者有时疼痛难忍，烦躁不安，吃饭时咀嚼不便，影响食欲，还易被细菌感染，造成口腔溃疡、口角糜烂，病者感到十分痛苦，严重的由于细菌感染易合并咽喉炎、扁桃体炎。

其发病原因：主要是体内缺乏核黄素（维生素 B_2），由于冬季相对比春、夏时节新鲜蔬菜少，对含有丰富的核黄素动物内脏食物食用得较少；另外，有的中老年人长期不喜欢食用此类食物或吃得量少。这样由去冬到今春长时期缺乏核黄素、营养素，到了万物生长的春天系发病的季节，就开始发病。

防治方法：每天食用少量含有核黄素的动物内脏食物如：猪肝、牛肝、羊肝、鸡肝及黄豆芽、菠菜、韭菜、油菜、甘蓝等新鲜蔬菜。

核黄素含量最多的是干酵母，羊、牛、猪、鸡肝，已患口

腔、口角炎者，除每日食用以上食物外，还应在口腔里喷射冰硼散，每日 3 次，每日用盐水漱口数次，口角部用盐水棉球擦后涂擦消炎膏；内服维生素 B_2，每日 3 次，1 次 2 粒，数日后即可痊愈。

四、中老年人牙痛的个人处理方法

老年人牙齿缺损，常常会引起牙痛，可自己刺激“合谷穴”“劳宫穴”“小四缝穴”就可收到好的效果。

治疗方法：取牙签 3 根，用绊创膏裹在一起，每隔 3—4 小时，对准合谷穴、劳宫穴和小四缝穴各刺激 100 下，轻者立刻可止痛，重者可逐渐止住痛，此法用的是针灸穴位，与针灸是同一个道理。

刺激穴位的位置：

1. “合谷”在食指与拇指之间的“虎口”顶端处；

2. “劳宫”在握拳后，中指与无名指之间掌心；

3. “小四缝”在小手指第一个节骨横线的中点，哪边牙痛就刺激哪边手的穴位。

五、中老年人耳聋的自我缓解办法

老人随着年龄的增长听力会逐渐减弱，还有耳郭长度、宽度增加，耳垂下降伸长等变化。

采取以下方法可缓解听力减弱：

1. 揉搓耳部：每天晨起、晚间揉搓耳郭 100 次，达到发红有热感为止。坚持揉搓可收到好的效果。

2. 食疗法：取狗肉 250g，黑豆 50g，加水煮烂，可当食物分两次食用。

3. 按揉穴位法：在揉搓耳郭时，可按揉下部听宫、听会穴位，每天 2 次、每次 3—5 分钟，坚持按揉可缓解听力减弱。

六、中老年人发生耳鸣的自我处理方法

中老年人有时会突然听到自己耳部有一阵奇怪的鸣叫声、在医学上叫“耳鸣”。

耳鸣是耳部疾病的一种症状，和耳聋有着密切的关系，常是耳聋的预兆。耳鸣的症状是病人常听到自己耳朵里有不同音调的响声，如花铃棒声、汽笛声、铃声等等。有的人白天响，有的人晚上响，有的人一天持续响，有的人间歇响，病人十分痛苦。

耳鸣的原因是：中耳内肌肉痉挛；中耳内的血管和神经受到异常刺激；鼻腔、鼻窦、咽喉部疾病影响耳咽管及内耳部分炎症或内耳淋巴液的压力变化和供血不足；听神经炎、神经瘤、药物中毒等均能引起耳鸣。如神经衰弱、高血压、血管硬化、气愤、激动、学习过度疲劳或失眠后，均易引起耳鸣。

采取以下方法可以缓解：

1. 查找耳鸣原因，如近日服用过什么药物？耳鸣前有否发热、眩晕或其他疾病和症状？以便解除耳鸣原因，对症治疗。

2. 轻度耳鸣可按摩耳郭周围处，达到压穴目的，耳鸣就可缓解和消失。

3. 病人应有安静的环境，减少外部刺激和喧哗。

4. 室外散步，多吸新鲜空气。

5. 注意劳逸结合，应有充足的 8 小时睡眠。

6. 患耳、鼻部疾病者应及时治疗。

7. 严重者去医院检查，在医生指导下服适量的镇静药和血管扩张药。

七、中老年人睡觉打呼噜个人克制的方法

打呼噜也称鼾症，人在入睡后随着一声一声的呼噜声，呼吸道有暂时性不全阻塞现象出现，如呼吸道被分泌物或痰阻住，人就会窒息而死。中老年人由于年老体衰，呼吸易受阻，不时发生呼吸暂停现象，使身体内部呈现缺氧状态。晚间好打呼噜的人，次日感到头昏无力；患心血管疾病的老年人夜晚因打呼噜而不断暂停呼吸，动脉中的氧气易缺少，轻者容易引起中风，重者就会引起心脏病突然发作而猝死。

据专家调查指出：每年由于打呼噜而在梦中死去的人就有5%，打呼噜的中老年人患高血压的概率高达15%，患心绞痛的概率高达11%。因此，中老年人在睡眠中，必须克服打呼噜危及生命的鼾症。

其克制方法是：

1. 晚餐要少用，并食一些易消化的食物。

2. 睡前一小时应停止紧张脑力劳动，到室外散步，然后三洗一漱（即用温水洗脸、洗下身、热水泡脚、刷牙漱口）。

3. 不穿紧身衣裤睡觉，要穿柔软舒适的短衫衣裤，随着室温变化，被子不可盖得太厚，以免妨碍正常呼吸和汗液的蒸发，枕头不可过高（与一肩宽为好），防止阻碍呼吸，使呼噜声音更加响亮。

4. 注意睡觉姿势，应采取右侧式睡，避免压迫心脏，这样有利于血液回流心脏，可间接控制打呼噜。

5. 晚间睡觉时，室内空气应保持流通，防止闷热，应开小

窗但不宜开大，防止风直射对着头部或脚底方向吹来，以防感冒和面瘫。

6. 生活要有规律：早6：00—6：30分起床，晚10：00—11：00入睡。

通过以上方法，完全可以克制睡觉打呼噜，这样不仅可以预防心血管病的发生，还有利于健康长寿。

八、中老年人失眠的自我处理方法

中老年人随着年龄的增长，睡眠逐渐减少，这是正常的现象，但经常性地、长时间地躺在床上不能入睡或入睡后又醒，直到天亮也睡不着，这就是患了失眠症，应采取以下几种方法，可收到好的效果。

1. 建立睡眠制度，按时睡眠，如每日只能睡上5个小时的觉，那就晚上12时入睡，早5时起床。这样就可睡好，如早睡就会失眠。另外要掌握自己的每日总睡眠时间和睡眠起止时间。如果每日总睡眠时间为6个小时，即晚12时入睡，早6时起床，这样每日就可保证原有的睡眠时间。

2. 晚餐不可吃得过饱、过晚或大量饮酒，致使大脑高度兴奋，影响睡眠。

3. 坚持体育活动，晚饭后要适当活动，如散步、慢走，不要久坐不动打瞌睡，到睡眠时再也睡不着了。

4. 睡前洗漱、洗下身并用热水泡脚，使周身舒适，促进睡眠。

5. 睡前不看书报或情节复杂的电视剧，以免影响睡眠。

6. 睡前保持安静，要用药棉做成棉球塞入两耳内，这样能起到镇静作用，迅速进入睡眠状态。

7. 睡前要适当通风，进入氧气，使室内空气新鲜，有利于睡眠。

8. 睡前活动四肢，或在室内散步15—20分钟，使周身血液循环畅通，既防止血栓形成又可安静睡眠。

9. 睡前饮水不可过多，以防夜间多次起床，影响睡眠。

10. 睡衣舒适、柔软，促进睡眠，不要穿过厚衬衣、衬裤或腰带过紧，既影响腰部血液循环又影响睡眠。

九、中老年人发生“打嗝”的自我处理方法

“打嗝”医学叫做呃逆，是由于膈肌痉挛造成的，由于气体上冲，使声门“嗝嗝”的作用，人就不能自制。

一般常见的原因有非病理性“打嗝”和病理性“打嗝”。

非病理性“打嗝”如暴饮暴食、食物过大、饮酒过多、食物过热、食物过凉、野外就餐吞咽空气过多等都可引起一阵性地“打嗝”，过了一段时间，可自然停止。但由于老年人胃肠功能降低患慢性病多，“打嗝”时间过长，也可引发疾病如：恶心、呕吐或诱发心绞痛、血压升高等。

1. 病理性“打嗝”

老人胃肠病是引发“打嗝”的主要原因，如：急性或慢性胃肠炎、胃扩张、肠梗阻，还有脑炎、尿毒症、膈肌炎症、肿瘤，都可直接或间接刺激膈肌神经，引发“打嗝”。

2. 非病理性“打嗝”

非病理性“打嗝”主要是饮食不当引发“打嗝”，如暴饮暴食、吃得过饱、饮酒量大、食用过热或过凉食物、边吃边讲话过多，均可引发“打嗝”。

3. 打嗝防治方法

（1）防治非病理性“打嗝”

首先，应注意饮食卫生，如：不暴饮暴食，吃七八分饱，少饮酒，不食过热食物，用餐要安静，不讲话等，都可预防“打嗝”。其次，如果“打嗝”持续时间较长时，应用以下方法：①可用食指、中指、无名指、小指压在两眼球上，过一会即可停止“打嗝”。②可用双手食指塞住两耳的耳道，堵一会儿时间“打嗝”也可消失。③如持续时间“打嗝”时，堵住两耳道后，再喝一口白开水，“打嗝”就可停止。④适当的活动，如做几节操，打打太极拳、走走步，放松一下，都可使膈肌解除痉挛，停止“打嗝”。

（2）防治病理性“打嗝”

首先，应查出某种疾病是“打嗝”的原因。其次，对症治疗，遵医嘱用药，解除由直接或间接刺激膈神经引发的痉挛。

十、中老年人肩关节疼痛的自我处理方法

中老年人由于风寒、过劳、炎症等多种原因引发肩关节疼痛，虽不算大病，但有的人连梳头发、拿东西都感疼痛难忍。以下方法可以缓解疼痛：

1. 局部按摩法　用手掌轻轻按摩疼痛部位，一次 5—10 分钟，每日 2—3 次，可缓解疼痛。

2. 穴位按揉法　可按揉以下穴位：巨骨、肩髎、极泉、曲池、肩髃、臂臑。

（1）巨骨

穴位：锁骨肩峰端与肩甲骨间凹陷处。方法：按揉左侧时可用右手中指，按揉右侧时可用左手中指，每次 5—10 分钟，1 日 2—3 次。

（2）肩髎

穴位：肩峰下，三角肌中部。方法：按揉左侧时可用右手中指，按揉右侧时可用左手中指，每次5—10分钟，1日2—3次。

（3）极泉

穴位：腋窝正中，腋动脉内侧。方法：按揉左侧时用右手中指，按揉右侧时用左手中指，每次5—10分钟，1日2—3次。

（4）曲池

穴位：曲肘、横纹头向外5分。方法：按揉左侧时用右手中指，按揉右侧时用左手中指，每次5—10分钟，1日2—3次。

（5）肩髃

穴位：肩峰下，三角肌中部。按揉方法：按揉左侧时用右手中指，按揉右侧时可用左手中指，每次10—15分钟，1日2—3次。

（6）臂臑

穴位：三角肌下端偏内。方法：按揉左侧时用右手中指，按揉右侧时用左手中指，每次5—10分钟，1日2—3次。

按揉穴位：可见第五部分。

十一、中老年人面部三角区生疖子自我处理方法

老人脸上长了疖子时千万不要用手挤压，特别是鼻根部至两个口角间连线所构成的三角区域，医生称之为“危险三角”。以前有过教训，有的老人因为鼻下部唇上部长了疖肿，随意用手挤压后，次日面部肿大，经医生检查已造成脑内脓肿，经多日治疗病情有好转，差点送了命，也有的人治疗无效丧了命。

为什么面部三角区域长疖肿不能挤压？

因为沿着鼻子两旁有静脉（如内静脉、眼静脉），这个静脉

没有静脉瓣，可直接达到硬脑膜，就是这里的浅表的小血管也能通过此途径到达脑子里。再加上老年人面部皮下软组织疏松，功能下降，炎症容易扩散，造成细菌繁殖。如挤压，疖肿里已化脓的脓汁和细菌就很容易进入血管里或脑子里，就会患上败血症或化脓性脑膜炎。

防治办法：

1. 保持面部清洁，每天认真擦洗面部（早晚各一次），洗后擦些护肤霜类，可保护面部皮肤湿润清洁。

2. 使用棉织、柔软毛巾并经常煮沸消毒，毛巾在每季度要换一次，以防棉质变粗发硬，损害面部皮肤，面具面盆清洁卫生，经常用热水烫洗或消毒，以防细菌感染。

3. 养成手不摸脸的好习惯，以防指甲触破皮肤发炎形成疖肿。

4. 不使用公共场所或他人的面盆面具（消毒后可使用），在公共场所最好用流水洗脸，以防传播病毒。

5. 面部长了疖肿要及早治疗，防止扩大化脓。

6. 面部长了疖肿如已发炎并在疖肿内有脓汁，千万不可用手挤压（特别是鼻根部至两个口角间连线），否则疖肿内的脓汁和细菌容易进入血中或脑内，造成败血症或化脓性脑膜炎。疖肿内的脓汁应用消过毒的棉球轻轻擦出，不要使劲挤压，然后再盖上消毒的纱布，就可避免脓汁内的细菌进入血中或脑内。

7. 疖肿过大的，脓汁较多要及时去医院处理，以防处理不当造成感染。

十二、中老年人患胃疼的自我处理方法

中老年人胃的功能低下，胃黏膜肌纤维萎缩，胃腺分泌的消

化液酸度和消化酶的含量较低，消化吸收能力降低，在食用过硬过凉的食物或在情绪激动时进食以及原患有慢性胃炎均易发生胃痉挛，诱发胃痛。

由以上原因引发的胃痛，病人和家庭成员应立即做好以下处理，均能缓解胃痛。

1. 热水温敷：病人卧床，露出胸部，立即将热水瓶里热水倒在毛巾上（或倒在胶皮水袋里），在病人的疼痛处做热敷，要保持水的热度，以不烫皮肤为宜。热敷时间为10—15分钟，一般胃痛均可缓解疼痛。

2. 按揉穴位：用拇指和食指按揉“足三里”（穴位于膝盖下3寸，胫骨外侧一横指）或“中脘”（穴位于剑突下与脐窝上中部），每个穴位按揉3—5分钟，一般均可缓解疼痛。

3. 服止痛药：口服莨菪片1片，可止胃痛。

4. 局部按揉：用手掌反复按揉疼痛部位，也可与热敷交替进行。

5. 喝热水：胃痛病人可喝一杯热的水，也可立即缓解胃痛。

经过上述方法处理一般胃病均能缓解，如收效不大，加剧疼痛，应及时将病人送往医院检查治疗，以防意外。

十三、中老年人手脚、腿部抽筋的自我紧急处理方法

常发生抽筋的部位是腿肚子，或脚趾，俗称“腿肚子转筋”医学称“腓肠肌痉挛”，多发生在夜晚，由于小腿着凉受寒或发生在远足、登山、游泳时，也可发生在缺钙者或由某种疾病诱发。

抽筋发作时，疼痛难忍，坐卧不安，可立即采取措施，解除难以忍受的痛苦。

紧急解除方法：

1. 足部抽筋处理方法：发生足部抽筋时，足背要用力上翘，一般30—50秒钟即可缓解，如无效可延长点时间，会收到好的效果。解除后，为巩固疗效可保持足背上翘2—3分钟。

2. 小腿部抽筋处理方法：发生小腿部抽筋时，用手掌根部按压小腿内外两侧，要用力按揉腓肠肌部2—3分钟，可舒筋活血，解除疼痛，也可用一只手拉住脚趾，使脚尖勾起，另一只手揉捏抽筋处强直的肌肉，反复多次或采用站立，走路，将腿用力伸直，均可解除小腿抽筋，另外还可按揉穴位，用中指按揉"承山穴"（部位在腘窝与足跟正中连线之中点），小腿部抽筋能迅速得到缓解。

3. 大腿部抽筋处理方法：使膝部伸直，一手放在足根处，将腿抬高，另一只手按压下膝部，轻揉大腿抽筋的部位，即可解除。

4. 手指抽筋处理方法：轻轻扳直手指，然后按摩1—2分钟可解除。

5. 脚趾抽筋：将脚趾轻轻拉直，由家人协助利用大脚趾底部的肉球站立，然后按摩脚部肌肉。还可将抽筋的脚趾向下拉动数次即可解除脚趾抽筋。

十四、中老年人抽搐的家庭紧急处理方法

由于某种疾病因素造成中老年人抽搐，应采取以下方法紧急处理。

1. 通畅气道：将病人的头偏向一侧，用毛巾把口腔内唾液和水分擦干，保持气道通畅。为防止病人咬破舌头，可把筷子，小勺柄插入紧闭的牙缝里。

2. 注意退烧：如病人抽搐时发高烧，要立即用温水擦全身，特别是脖颈、腋窝、前胸，大腿根处要反复多擦几次，头部要用温毛巾敷盖，给病人擦身时注意保温防止凉风吹着，擦后立即将被单盖好。如退烧效果不好，可用75%的酒精，兑上同量的温水，如20ml酒精再兑上20ml的温水多次的擦颈部、前胸、腋窝、大腿根处，高烧仍不退时，过约30分钟后，可再擦一次，如发现高烧下降到38℃就不要再擦了。

3. 针灸、针刺：如病人是由癔病引发的抽搐可针灸、针刺人中、合谷。（可把针用火烧后再用75%酒棉擦一下即可使用）人中位于鼻中沟1/3以下2/3交界处。合谷位于第一、二掌骨之间，近第二掌骨缘中点。家属在处理时，要冷静、沉着，多安慰病人，防止慌忙恐惧。

4. 防止跌摔：如病人是由癫痫引发的抽风，要防止病人突然跌倒，注意防止病人咬破舌头，立即把筷子等物品插入口腔里，让病人侧身，家属应安静，病人会自然缓解，发作后让病人卧床休息，盖好被子保温，如发作时间过长，家属千万不可忽视以免发生意外，应立即呼120处理。

以上为高烧、癔病、癫痫引发的抽搐，如为其他原因的抽搐，都应送病人去医院诊治以防发生意外。

十五、中老年人脱水的自我处理方法

脱水是老年人易发生的症状，表现为注意力和想象力异常，精神不振，表情沉闷，知觉发生障碍，严重者昏倒在地，由于老年人口渴无自觉感，必须注意预防脱水，做到无脱水症状，预防脱水的出现，有脱水现象及时采取自我补救办法，防止发生意外。

1. 按足量饮水：正常老年人每日饮水量为2000—2500ml，可分数次，包括牛奶、稀粥、水果、菜汤等，以防脱水。

2. 特殊情况补水：在特殊情况下需补水，如发高烧、出汗、呕吐、腹泻、体育锻炼、劳动后等均需补充体内缺乏的水分，以防体内缺水造成脱水。

3. 活动量适宜：老年人每日活动量做到有节制，劳逸结合，防止过度劳累，大量出汗，引发脱水，锻炼身体要适宜，老年人的活动，如打太极拳、散步等，以活动量小又能防止出汗过多的活动为适宜。

已出现脱水现象者，要及时采取补救办法，如输液、多饮水，用流食等补充体内缺乏的水分，防止由缺水引发意外疾病。

十六、中老年人排尿时发生晕厥的家庭紧急处理方法

在排尿时昏迷，医学上叫做“排尿性晕厥”，特别是老年男人容易发生的一种疾病。这种病多发生在排尿的前后，在排尿时由于腹腔内的压力迅速降低，回心血量减少，血压降低，使血流量一时减少，病人突发头晕目眩，两眼晕花，则晕厥跌倒在地，跌倒后，老人如无血管系统疾病或其他意外伤害，血压会迅速回升，脑供血量很快恢复正常，但由于老人各器官功能降低，慢性病较多，跌倒后极易发生意外，因此必须引起重视，做好预防工作。

1. 不要长时间地憋尿，注意有规律地按时排尿，最好每两小时排尿一次。

2. 体质较弱的老年人睡前应在室内备尿盆，以便夜间排尿。

3. 睡前不要多饮水或大量吃水果，喝饮料。

4. 排尿姿势应采取坐位或侧卧位，手把门拉手或墙壁并要

慢慢地排出，防止用力，使尿过急排出，造成晕厥跌倒，发生意外。

5. 老年人排尿前后，如感到头晕目眩，应立即扶好洗漱间内的门把手或墙壁，并喊叫家人搀扶以防跌倒。

6. 有眩晕史者，排尿时不要紧张，消除恐惧心理，并有家人陪伴护理，防止跌倒摔伤。

7. 一旦发生排尿晕厥后，应立即坐位休息，饮少量白开温水，如无其他症状即可逐渐缓解。

十七、中老年人晕车、晕船、晕飞机的紧急处理方法

有些老年人坐汽车、坐船、坐飞机眩晕，轻者恶心、眩晕、精神不振，严重者呕吐，面部苍白，全身出冷汗，视物天旋地转，心速异常，眼球震颤，血压下降等。

上述症状是由汽车、船、飞机在行走飞行过程中时而快，时而慢、颠簸、活动，刺激前庭迷路而引起的，特别是体质虚弱，疲劳过度，吃得过饱，精神紧张，心情烦闷的中老年人，均可由诱因引发晕车、晕船、晕飞机病。对眩晕者采取以下方法处理：

1. 晕车者在临行前应注意饮食清淡，不宜吃得过饱。

2. 服用防晕药物，如晕车宁（盐酸地芬尼多片），每 6 小时服用一次。

3. 坐船有眩晕、呕吐症状时，应仰卧位，如船前后颠簸可横位仰躺，如左右颠簸可顺位仰躺，不能仰躺的病人可将头部倚在椅背处，两眼闭上安静休息，还可按压风池、内关、足三里穴位。(风池穴位于乳突后 1 寸半处；内关穴位于腕关节掌侧，横纹正中 2 寸，两筋之间；足三里穴位于膝盖下 3 寸胫骨外侧一指)

4．眩晕者还可在乘车船飞机之前吃些生姜，能有效地预防眩晕。

十八、中老年人发生中暑的家庭紧急救治

中暑是高温造成机体温度的调节功能紊乱，一般是由于在强光下活动时间过长或在室内通风较差的环境下所造成的。

（一）老年人中暑的原因

夏季炎热气温高，老年人机体散热功能差，汗腺分泌反应较慢，对外来的刺激抵抗力也弱，经不起气温的突然骤降，特别是老年体弱、肥胖、脱水、失盐者或穿不透风衣裤过紧者及患有高血压、冠心病、糖尿病者；以及服用抗胆碱能药物影响汗腺的分泌者（如阿托品）均可诱发中暑。

（二）老年人中暑的症状

按中暑病情的轻、中、重表现为不同的症状：

1．轻度中暑的表现：病人大量出汗、口渴、头晕、耳鸣、胸部发闷、心悸、恶心、全身无力，注意力不集中。

2．中度中暑的表现：除有轻度中暑症状外，还伴有体湿，颜面潮红，皮肤灼热或颜面苍白，皮肤湿冷。

3．重度中暑的表现：病人除轻、中度症状外，出现晕倒或痉挛或皮肤干燥、无汗、体温在40℃以上。

（三）老年人中暑的急救

1．轻度中暑的急救：应立即将老人扶至阴凉通风处休息，

解开衣扣领口，并给老人喝一些淡盐水或矿泉水，在太阳穴处可涂些清凉油，中暑症状可逐渐消失。

2. 中度中暑的急救：应将老人扶到阴凉处休息，喝一些含盐的清凉的饮料，一般无其他症状经过4—5个小时可恢复正常，如果症状加重立即送医院检查、治疗。

3. 重度中暑的急救：老人除有轻、中度中暑症状外，又出现晕倒或痉挛或皮肤干燥，无汗、体温高达40℃以上，这样严重的病情，应立即呼120将老人送急救中心急救；并应随时注意老人的体温、脉搏、血压的变化情况。

（四）老年人中暑的预防

老年人在炎热的夏季，要特别注意休息，不要过度劳累，每天要坚持午睡30分钟；居住的环境要清静，室内要适当通风；每天要喝绿豆汤、绿茶1—2杯或饮用自制的含有少量盐和维生素的饮料（如水果汁、蔬菜汁）。患有慢性病的老人，更应注意预防中暑，多在室外阴凉处休息，对症坚持治疗慢性病，防止病情因中暑而加重。

十九、中老年人患高血压个人控制晨起后血压升高的方法

血压的波动是有规律的，人在夜间睡眠时血压最低，早晨睡醒后血压逐渐升高，到上午9—10点钟血压最高，以后逐渐下降，到了下午2点左右，血压又有所回升，但较上午偏低，即在一日内血压波动曲线表现有二个峰及二个谷。

如何有效地控制清晨血压升高，使患病中老年人血压于24

小时内维持较稳定的水平，是在治疗中至关重要的问题。

中老年人高血压应早晨服药，控制血压升高，可服用长效抗高血压药物，每日早8时服用一次，即可在24小时中血压处于平衡的状态。

另外，在晨起后首先喝一杯加一汤勺蜂蜜的温开水，就可控制晨起后的血压升高（糖尿病人忌喝）。

二十、男性中老年人前列腺肥大（增生）的预防及自我保健

前列腺肥大除必要的治疗外，自我保健也是十分重要的。要做到四不、五防、五方面。

四不：一不骑或少骑自行车；二不吃大蒜、大葱、辣椒、咖啡等有刺激性食物；三不要憋尿；四不喝白酒或少喝啤酒。

五防：一防感冒；二防过度劳累；三防失眠；四防便秘和腹泻；五防发生尿潴留。

五方面：一方面注意身体保温，睡前用温水浴臀部30分钟，同时用热水泡脚和搓脚心。冬、春季用热水袋放于小腹部或会阴处热敷。二方面防尿路感染。三方面服药要慎重，特别是麻醉、镇静药物，如可卡因、颠茄、普鲁本辛等药物，以免造成膀胱肌肉松弛，导致排尿困难。四方面注意饮水适量，每天进水量在2 000ml左右为宜。五方面定期到医院检查，掌握病情变化及时治疗。

二十一、中老年人便秘的自我处理方法

便秘是中老年人的常见病、多发病。易引起胃肠系统功能的紊乱，如：腹胀、消化不良、打嗝、厌食等。在排便的过程中，很可能诱发疾病，如患高血压病人，由于反复用力、憋力使腔内压力增高，造成血压急骤升高，而发生脑血管意外；又如患冠心病人，由于排便时腹腔压力增高，严重影响血液循环，造成心肌缺血，易发生心肌梗死。

由于大便秘结，已形成干硬的粪块，长时间积在肠管中，易发生中毒。另外，长时期便秘还可诱发肠癌。

（一）老年人发生大便秘结的原因

老年人发生大便秘结的原因是多种的，如缺少活动，患病卧床时间较长，肠道蠕动较慢，食蔬菜、水果、纤维素少或日常饮食搭配不合理，饮水少等，致使肠管内粪便形成结块，排出困难。

（二）大便秘结的防治及自我紧急处理

1. 科学安排好一日三餐。应做到粗细粮搭配，干稀搭配，蔬菜水果搭配，刺激直肠黏膜，使粪便在肠管停留的时间短，易排出。

2. 坚持锻炼身体。根据个人体质选择锻炼项目，一般身体状况可做以下锻炼，如散步、打太极拳、做操、扭秧歌、骑车、游泳、打球等，促进血液循环，促使食物迅速消化吸收。

3. 养成蹲便习惯。根据个人方便的时间应按时蹲便，避免

粪便在肠管内长时间停留，致使水分被肠吸收，而形成硬块，造成排便困难。

4. 养成饮水的习惯。中老年人每日应饮水 1 500—2 000ml，可分数次（包括稀食，如：粥、菜汤、牛奶等）。

5. 药物治疗。老年人体弱者便秘时间较长，可用药物治疗，如麻仁、番茄蜜等，还可每天服香油一匙，没有糖尿病者每早可服蜂蜜 10g，可收到好的效果。

6. 肛门输油。严重者可采取紧急办法，可用开塞露油，将口冲擦干净涂上油膏后，可直接徐徐插入肛门内，效果较好，每天一次，连用 2—3 天，直至恢复为止。

二十二、中老年人脱肛的自我紧急处理方法

老年人脱肛是常见的症状，由于便秘或蹲便时间过长，特别是老人出现老化现象，肛门扩约肌松弛，脱肛虽然算不了什么大病，如果不及时处理已脱出的肠头，易被细菌感染或破裂出血，也易发生意外。

可采取以下几种方法：

1. 喝淡盐水：取一小点食盐放入杯中，再用开水冲之，稍凉后饮用，每早起床后喝一杯，直至肛头拖上去为止，可收到好的效果。

2. 热水熏敷：取少量精盐，用 60℃左右热水将盐冲化，然后坐在盆上熏敷 15—20 分钟，水凉可随时添加热水，每日 1—2 次效果好。

3. 局部按揉：把手洗干净然后再把中指用 75% 酒精棉球消毒后垫上消毒的纱布轻轻地按揉已脱出的肠头，切不可用猛劲一气推进，要徐徐地向上轻揉，或边熏敷边按揉，可收到满意的

效果。

4. 按压穴位：每天用拇指按压“足三里”2—3次（穴位于膝盖下3寸，胫骨外侧一横指）。

以上几种方法均可收到良好的效果。

二十三、中老年人发生冻伤的紧急处理方法

冬季天寒，中老年人外出不慎一旦受了冻伤应及时处理。

（一）手足冻伤

首先，将冻伤的部位用温水冲洗后轻轻地由外向里地按揉数次；其次，用清毒的卫生纸擦干后敷上冻疮膏做好保温。

如冻伤部位发生水疱，不要刺破，到时会自然消退；如水疱已经破裂，可用开水冲点1%淡盐水，用棉球将受伤处皮肤消毒干净，再敷上冻疮膏。

（二）全身冻伤

如为全身性冻伤可立即作以下处理：

1. 让冻伤者卧床休息。室内温度适宜，然后盖上棉被做好保温，缓解后给喝些热姜、糖开水，热牛奶，热稀粥。

2. 作冻疮处理。在没破溃之时，可用生姜切片，慢慢摩擦受冻部位，直感到发热为止（每日擦1—2次），也可将冻伤处轻轻用温水擦揉后敷上冻疮膏。

3. 冻疮部位水疱破溃处理。如果冻疮部位破溃流水，要保持局部清洁，防止感染，应用1%盐水消毒后敷上冻伤膏盖上消毒的纱布。

4. 全身性冻伤严重者应送医院处理。如为全身性冻伤经在家庭应急处理后无效，应立即送医院请医生处理。

在送往医院的路程中应注意保护，因全身冻伤者身体僵硬，在行走搬运过程中要小心轻抬，在车箱中防止颤动，以免造成身体损伤。

二十四、中老年人患足癣、手癣与甲癣的个人处理方法

足癣称脚气，手癣称鹅掌风，甲癣称灰指甲；也统统称为浅部霉菌病。大部分由浅部致病霉菌累及手、足部皮肤或甲板而发病。得了癣病暴露在手、足外面，不仅影响美观而且易感染，治疗时间较长，患者有些苦恼，但坚持治疗，终会治愈的。

自我治疗方法：

1. 常洗手，每天洗脚，经常保持手、足部皮肤的清洁、干燥，手足多汗者不要穿胶鞋，经常擦些脚气粉或癣药膏，防止外伤，减少自我传染机会。

2. 洗脚盆、毛巾等用具或拖鞋毛刷要专用，避免传染给家人。

3. 坚持药物治疗手癣、足癣，如无感染，可用各种癣药水、药膏治疗，如克霉唑药水、克霉唑软膏或10%水杨酸软膏等药。药水和软膏要交替使用较好。一直用药到无脱皮时继续坚持治疗一个时期，以巩固疗效。

4. 如患部手、足有感染、溃疡、肿胀现象，不能用癣药时，要用3%硼酸或1%雷夫奴尔液湿敷在溃疡面，可涂擦1%—2%的龙胆紫液，也可用抗菌素。

5. 甲癣增厚，要用刀片将病甲削去，然后涂抗真菌药物，如用5%碘酒或土冰液（土桂皮酊10ml，37%冰醋酸10ml），或

用达克宁软膏涂擦。

6. 坚持涂药不能间断，治疗中要耐心，当病甲一长出就削掉，坚持用药到健康甲长出后，如全甲都有病损，则需到医院进行脱甲治疗。

7. 如患有足癣、手癣、甲癣，必须同时治疗，如长时间治疗不好，在医生指导下可内服灰黄霉素。

二十五、中老年人患急性腹泻的自我处理方法

本病的病因有两类：一类为细菌或细菌毒素；另一类为饮食不当，如暴饮暴食，摄入过量的有刺激性的或粗糙不易消化的食物。

本病的病变是胃肠道炎症，发病季节以夏、秋季较多，环境卫生不好尤其多。患病后主要症状为频繁的呕吐和腹泻，病人腹部不适，腹痛，粪便一般为黄色水样便，次数多。有时粪中有黏液、脓血，呕吐频繁，可吐出食物或胆汁。此外病人有不同程度的头痛、寒战、发热等全身症状，还可有失水、腹部触痛、肠鸣音增加，病程一般约为2—7天。

严重者除失水还有钠和氯化物的丢失现象，此时病人皮肤弹性减低，小腿肌肉痉挛，还可发生昏迷和虚脱。

根据病人的症状在家庭中可初步及时地给病人保健与治疗，以缓解病情。

1. 嘱病人卧床休息，注意保暖，加盖棉被保温，以防寒战。

2. 食流质食物，在24小时内，以米汤、稀芝麻糊、稀粥等流质食物为佳，症状好转后，可给以稀软饭和少量豆腐和豆浆、瘦肉沫等，暂不吃脂肪、水果和蔬菜及纤维素类食物。

3. 老人应多饮水，使每日尿量达1 500ml以上。严重者可

与社区卫生所联系，应静脉滴注生理盐水和5%葡萄糖溶液，每日2 000—3 000ml（其中生理盐水约占2/3，葡萄溶液占1/3）。

4. 观察病情，注意测量血压和脉搏。

5. 病情严重者如失水过多，昏迷时间过长，应及时送往医院治疗，以防意外。

注意饮食卫生和个人卫生，尤其夏季更为重要，不暴饮暴食，不食刺激性或不易消化的食物，不饮不新鲜的水和被细菌污染的水，饭前、便前、便后都要洗手，保持手的清洁，搞好环境卫生，消灭室内害虫。

二十六、中老年人发生心理障碍时的自我处理方法

人的一生中很可能会遇到一些不愉快的事情，如父母丧亡、疾病缠身、工作挫折等不顺心的事，它们均可给心理增加压力造成心理障碍，如情绪低沉、烦闷，长期会有损健康，诱发疾病。特别是老人在离退体后，由于生活上的变化，工作时每天上班忙于工作，电话响声接二连三，离退休后无任务没事干，冷漠沉默，如不注意心理保健，就很可能产生孤独失落感，这就叫心理障碍症。

为解除心理障碍症应注意以下几点：

（一）心理准备

老年人从工作岗位离退下来，能否愉快地度过退休后的生活，心理适应是关键。怎样才能使老年人心理适应离退休生活呢？首先是在离退前要有心理准备，如：从思想上应认识到人的衰老是一种自然的规律，离退休是国家的既定政策，还要初步安

排好工作、生活的计划，开始作好心理上的准备，这样退出工作岗位，不感到一切在突变，使新的生活充满了青春活力。

（二）心理调整

老年人离退休后的心理特征是易产生失落感、空虚感、孤独感及抑郁、猜疑等不稳定情绪。在生理特征上，各器官出现老化现象是一种自然规律。老年人不稳定的情绪会对生理上的衰老过程起着加速的作用；生理和各个器官的衰退会产生情绪上的不稳定，而这种消极的心理特征又能加速生理上的衰老。这就需从心理上加强自我调整，讲究心理卫生，从情绪不稳定状况中解救出来，就可延缓生理上的衰老。

心理自我调整的方法：

1．心胸开阔，不计较小事，遇难解问题，要与人共同商量，不生闷气，不发牢骚，控制急躁，心境坦然。

2．知足常乐，对生活上的要求不宜过高，知足为乐，不求名利，不忧虑年龄、疾病，顺乎自然，深感幸福生活。

3．锻炼身体，根据个人的体质选择适合的体育活动，坚持不懈，做到无病早防，有病早治，身体健壮。

4．培养兴趣、爱好。如书写、画画、写文章、跳舞、弹琴，有专业技术的老人如医务人员，可为群众服务，宣传卫生保健知识，教学技术工人可培养人才，使生活充实，增加乐趣，并为社会作出新的贡献。

第二部分
家庭中老年人意外事故的紧急处理

一、中老年人外耳道进入异物自我处理方法

老年人在日常生活中耳道进入异物是耳部常见的疾病，虽然不算什么大病，如果不及时处理，易损伤耳道，可造成细菌感染，耳鼓膜受损，还会影响听力，严重者造成耳聋。

人的耳道长为2.5—3.5cm，稍弯曲，外段初向内，前微向上，中段则向内向后，内段则向内，向前而微向下。

外耳道的中段较窄，医学上称为外耳道峡部，而外耳道异物则多停留在这里。

（一）老年人耳道异物易发生的原因

1. 挖耳不慎掉入异物

多数老人由于耳鸣、耳聋或动脉硬化等症，造成耳部不适，常发痒，习惯于用大头针、火柴棍、棉签、发夹等物挖耳朵、抠耳朵解痒不慎掉入异物。

2. 昆虫钻入耳内

由于夏季在外乘凉、出外旅游不慎昆虫侵入或钻进耳内，造成耳内异物。

3. 耳内进水

由于老人在淋浴、洗脸、洗头发或游泳时不慎造成耳内进入大量的水。

异物进入耳道内后，如对耳道没有刺激性，老人感觉不到有什么症状，如异物较大，堵塞了外耳道，可出现耳胀、耳痛、耳鸣或影响听力，还会诱发咳嗽。特别是当昆虫异物进入耳道内时，由于猛动乱爬，使人感到剧烈的耳痛、耳鸣难以忍受。耳道进水时，除感到耳胀、耳鸣、耳部发沉外，还有耳道往外流水等症状。

（二）老年人耳道异物处理的方法

老人一旦发生或发现了外耳道异物时，要采取下面紧急处理方法：

1. 异物掉入耳道内的处理

当老人发现耳道内有棉签、火柴棍等异物塞入耳内时，不可随意乱挖，防止异物进入深部，应用挖耳勺让家属帮助用手直拉耳郭，将耳勺慢慢地顺着耳道轻轻到达异物的后边，将异物往前推进拉出来。

2. 昆虫钻入耳道内的处理

当发现昆虫钻入了耳道内，首先用手将耳郭向上拉起，由家属帮助用手电筒照耳道，昆虫见光就可随光爬出耳道外。若此法无效，可在耳道内滴几滴酒精或色拉油，将昆虫黏住，杀死在耳内。

3. 淋浴或游泳时耳道内进水的处理

当发现淋浴或游泳耳内进水时，如进水不太多，可在耳道内滴上几滴酒精，这样能使水慢慢地挥发出来。如发现耳内进水过多，要用两手扒住室内不易活动的物品，反复地轻动头部，速度稍快，将耳道内的水迅速地甩出来。还可将头部歪向进水的耳侧，一只脚慢慢抬起再落下，反复多次将耳内的水淋出来。（为防止老年人跌摔不能单脚跳起，要一脚抬起再落下反复多次）

二、中老年人吃鱼不慎鱼刺卡喉的紧急处理方法

由于视力不佳，咀嚼功能障碍或在吃鱼时精神不集中，常发生鱼刺卡喉的现象。轻者喉部刺痛，重者可刺破喉部出血或把鱼刺吞下，由于刺压作用使鱼刺越扎越深，造成食道、胃破裂出血，甚至发生危险。

很多人一旦被鱼刺卡了喉时，就立即喝醋，认为这样鱼刺就会软化。其实，鱼刺接触醋后并不会软化，由于老年人食道黏膜功能低下，再加醋酸的刺激反而会使食道黏膜灼伤，极容易将醋呛入气管中，造成声带的化学灼伤，可能使气管水肿，引起呼吸困难甚至窒息。所以，如果老人不慎被鱼刺卡了喉，不能喝醋。

下面介绍几种方法如下：

1. 坐下头部仰起，掌握鱼刺扎的部位。

2. 口含一大口热水（约 30—40℃），让水控制在喉头处，然后慢慢地呼吸，使水在喉头处呼噜起泡（如漱口声音），反复几次后，将头低下尽量用力将喉头处的水一下子喷出，这时鱼刺就可顺着水流同时喷出来。如一次无效，可反复几次，可收到好的效果。

3. 上述方法若实在无效，可及时去医院看医生，用器械取出鱼刺，以防意外。

三、中老年人菜叶卡喉自我紧急处理方法

老年人由于牙齿磨损，咀嚼功能障碍等，用餐时菜叶卡喉现象时有发生。轻者老人感到上不来气，喉部紧缩，想咽咽不下去，想吐又吐不出来，造成老人心慌意乱，重时可出现呼吸困难，面部青紫，缺血缺氧，易发生窒息。

菜叶卡喉自我紧急处理方法：

菜叶卡喉时，应立即喝水或喝饮料、汤汁等。可迅速地含一大口水，让水、饮料等控制在喉头处，反复呼噜几次，然后将水迅速吐出来，这时菜叶就可和口中的水同时流出来，一次有效，防止造成呼吸困难甚至窒息。

四、中老年人休克家庭紧急救治方法

休克是由于老人发生某些伤病如跌摔后流血过多，造成全身虚弱而昏倒，或严重的灼伤使血清流失，肠阻塞引起失水，连续恶心呕吐，腹部急症，极度疼痛或恐惧等都能发生休克。

对老年人休克可用以下方法做紧急救治：

1. 使老人安静，不要大喊大叫地让其快醒过来。

2. 然后让老人仰卧，将头偏向一侧放低，保持脑部血液流通、供应，防止恶心呕吐，可将两腿抬高。（见图 1）

3. 保暖，用被或毯子盖身体防止受凉、感冒，不使用热水瓶（袋）防止血液流向皮肤，造成循环血量减少。

4. 促进血液循环或呼吸，如解开领扣及裤带，脱掉鞋、袜。

5. 老人口干者，可用温开水点滴滋润口腔、口唇，但不要

给老人冷水或饮料，以防发生意外。

6. 严重者如发现心跳和呼吸停止应立即做人工呼吸，胸部按压，急呼 120 急救中心就地抢救。120 未到时，不要停止急救，120 来到后应向医生报告病者症状以便及时抢救。（人工呼吸、胸部按压方法见第三部分）

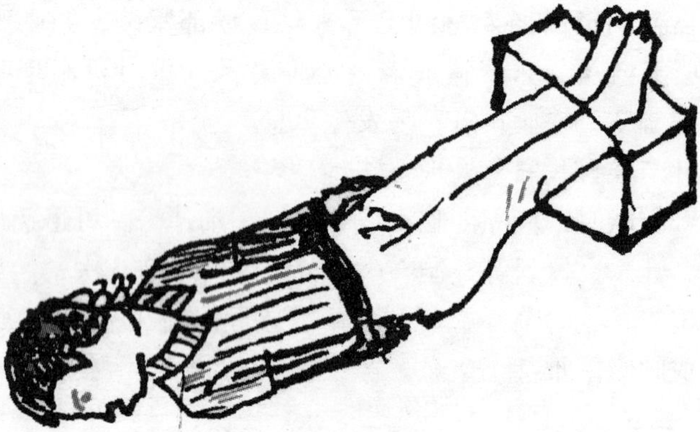

图 1　病人仰卧头低偏向一侧脚高

五、中老年人眼睛受伤的紧急处理方法

在日常生活中由于不慎或某种原因使眼睛受伤，如：跌摔、撞碰到尖锐物品上，眼镜破损或异物撞击眼睛，都会造成眼球伤害、出血、疼痛，医学称为“眼睛进入异物”。有流泪、怕光、看不见物品或看不清东西，严重的损伤可直接看到眼睛内的伤害。对上述症状应紧急处理，然后立即送医院。

让受伤者取坐位或仰卧位，头部不动，看见有异物已刺入眼内不要拔出，防止损伤眼球。

及时取干净纱布或手绢、毛巾，轻慢地盖上眼睛然后再用绷带或干净布条捆好，注意不要压伤眼，固定不动防止感染。（为

了健康眼保持不动，与受伤眼要同时捆好）

如伤眼受撞严重，眼球已脱出部分，万不可再将眼球塞入眼内，这样会加重眼球损伤，出血，而使能治愈的眼球受到了破坏。

处理后轻轻抬动，立即送医院五官科急救。

六、中老年人被热油或开水烫伤时的紧急处理方法

中老年人被热油或开水烫伤时，不要紧张，应立即用以下方法：

1．烫伤后如皮肤无破裂应立即打开冷水管喷浇烫伤处，防止疼痛、起水疱。

2．然后可启开一支氯霉素眼药水，用清洁的药棉、绷带或纱布，轻轻地擦拭烧烫部位，不仅防止疼痛、起水疱，而且能痊愈得快。

七、中老年人食道烫伤的紧急处理方法

当高热食物进入口腔以后，由于人的本能，不等高热食物进入食道，即可反射性地吐出，所以临床上很少见到食道烫伤或灼伤，但由于老年人各器官功能降低，加上对热不敏感或特殊情况及某种原因，吃了过热过烫或吞服了强酸、强碱的药物等造成食道烫伤或灼伤。食道烫、灼后轻者易造成食道狭窄，重者可使老人吞咽障碍，如吞咽受阻、吞咽闭锁不通或发生炎症溃病等现象。

食道烫、灼伤的防治及紧急处理：

1. 烫、灼伤后可口服牛奶、蛋清、豆浆、淀粉等；

2. 适量喝些橄榄油或石蜡油，可使食道黏膜新生；

3. 补充营养如蛋白质、维生素，注意口服药物，保护食道黏膜（服药遵医嘱）；

4. 不吃过于粗糙的食物，以防摩擦新生的食道黏膜；

5. 日常应注意饮食卫生，不吃过酸、过热、过烫的食物。不服强酸、强碱性药物防止食道烫灼伤。

八、中老年人汽油接触性烧伤的紧急处理方法

有的家庭老年人衣服粘上了泥垢后习惯用点汽油来擦，这是很危险的，易引起汽油接触性烧伤。

汽油是由烷烃、环烷烃、芳香烃等烃类组成的，具有一定程度的毒性。不仅通过呼吸道和皮肤侵入人体可以造成人身中毒，而且与人体皮肤接触时间较长时还会使皮肤烧伤（接触性烧伤）中毒。

如污垢的衣服用汽油擦或清洗后未干就穿在身上，全身会出现红斑和水疱。又如几个小时接触汽油或用汽油擦器械，人的躯干、大脑、大腿、两臂、40%的体表有接触性烧伤，出现红斑和水疱。

接触汽油烧伤的红斑及水疱的形成，约在一天内出现，可损伤部分皮肤，老年人由于各器官功能降低，症状可加重，并易造成汽油中毒。

汽油接触性烧伤的预防及自我（家庭）紧急处理：

1. 老年人避免皮肤与汽油接触。不要用汽油洗手、擦脚、擦衣服。因汽油是一种挥发性很强的有机溶剂，能破坏皮肤的脂肪层，使皮肤破裂或发生皮肤病。

2. 一旦皮肤接触了汽油，应立即脱去被汽油污染了的衣服，用肥皂水彻底冲洗皮肤然后擦干。

3. 如家中存放汽油时要注意安全。装汽油的瓶要盖紧瓶盖并放凉爽、距炉台远而偏僻的角落里，防止汽油挥发损害人体健康。

4. 如接触汽油时间较长已形成了红斑和水疱，采取以上做法无效，应立即去医院检查治疗以防后患。

九、中老年人衣物着火的紧急处理方法

老年人由于动作不灵活，做饭时不慎在炒菜、拿锅时衣袖、上衣容易被炉火烧着或烤着，轻者皮肉受损伤，重者由于全身衣服着火引起大面积的严重烧伤造成休克，甚至死亡。

因此，应注意防止因衣服着火引起意外，一旦发生，应采取以下几种措施：

1. 做饭时要卷起袖口，一旦袖口被火烤着，应立即用冷水充分浇透，不要紧张、惊慌，要沉着冷静。

2. 上衣不慎被火烤着了，应立即用冷水冲浇，应尽快躺在地上防止火势延烧全身，立即用水冲浇扑灭火焰，家属可用毛毯、大衣、棉被将火烧的人紧紧裹住，并让其躺在地上就可熄灭火焰。

3. 如全身衣服被火烤着，可迅速往被火烧的人身上浇水，不要在地上打滚，防止身体其他部位受到损伤。

4. 灭火后要将着火的衣服全部脱掉，防止复燃或被烧伤部位病情加重。

5. 在家庭处理后立即将被烧人送往医院检查治疗。

十、中老年人做饭时油锅着火的紧急处理方法

做饭不慎一旦油锅着火，容易造成火势蔓延甚至引起大火，给家庭造成人身财产的损失。因此，必须采取紧急措施：

1. 一旦油锅着火，千万不要惊慌失措，要立即拿起锅盖将着火的油锅盖上，火焰就会熄灭。

2. 如火势大，锅盖盖不住，火焰继续往上冲，应迅速拿起门帘、毛毯、褥垫等物，盖在着火的锅上（不要用水冲浇防止火势更旺）就可扑灭着火。

3. 关掉油烟机及电源总阀门。

4. 为防止油锅着火，在炒菜放油后或煮油时操作人不要离开油锅，在油锅近处应准备锅盖，一旦油锅着火可立即扑灭，以防火势扩大。

十一、中老年人被异物误入气道时的紧急处理方法

在日常生活中由于不慎将豆粒、花生粒、药物胶囊等误咽入气道里，立即喘不上气来，憋闷而使老人突发窒息，易造成猝死。

紧急处理方法：

1. 个人紧急自救处理方法

用写字台或桌子的边、自己的手、椅子后背等物品迅速顶住脐部上方（上腹部）增加压力，使横膈肌上抬而推挤胸腔道，使肺泡余气经气道冲向喉部，使异物借着突如其来的气流冲击而迅速咯出。

如：美国西雅图一位医生，某晚服药时，不慎将一颗胶囊滑入气道，立即喘不过气来，便用自己的右手紧握左手腕，用力压向胸骨下抠，药丸随即喷射而出，而救了自己一命。

据报道，在世界上用此法已成功地抢救了几十万人，单在美国就有万余人得救。（此段摘中国发展出版社《防灾应急百篇》中）

2. 家人紧急处理方法

具体做法（是由美国海利希搏士推荐一种现场急救气道异物引起致命性窒息的手法）：

坐法：急救者靠椅坐下，让病人坐在自己的腿上，背紧贴着急救者，然后用手向上方用力挤压病人上腹部，压后随之放松，如一次无效可反复几次。

站法：让病人站立，身体稍前弯，急救者从病人背后伸出两臂，经过腹部向腹部扣合，用一支拳头顶住病人的腹部上方（上腹部），另一支手要握住拳头的手向上向后用力迅速地挤压病人的上腹部，挤压后要立即放松。

十二、中老年人误食异物时家庭紧急处理方法

异物最易滞留的部位是咽与食管的相连处：左侧主支气管跨越食管前左方，是在食管穿经膈肌食管裂口处。

（一）老年人误食异物的原因

老年人口腔组织日渐衰老，在牙齿、口腔黏膜、牙龈、涎腺、舌及唇都有不同程度的老化表现，牙齿咬合面有磨损，用餐时咀嚼得不细或不注意将异物吐出，随食物混在一起咽下如小骨

头、小石块、肉块或饭菜中清除不净的小钉子、小别针、小煤块以及口腔内的假牙脱落等，这些都是造成食管异物的原因。

（二）老年人误食异物的症状

首先表现食物咽下不顺利、流口水、恶心想呕吐；其次是胃内有异物感疼痛，不同异物的形状，疼痛症状也表现得不一样，有的刺痛，有的胀闷；进入食管内异物较大的，如果核圆块物易压迫气管，造成呼吸困难。

（三）老年人误食异物的家庭紧急救治

1. 可根据误食的异物不同采取不同的救治方法。如误食的异物是小骨块、鱼刺，可喝醋分多次，一口口地咽下去会收到好的效果。

2. 注意检查每日大便，如异物为圆形物或带有滑润性的，也没有什么症状时，要注意检查每日的大便，一般都能通过消化道随大便排出。

3. 症状严重者应立即送医院请医生紧急救治，千万不可忽视，以防意外。

4. 用香油解除异物，如误食的异物是果核硬块物或带皮的大榛子、栗子等，也不要惊慌，可用以下方法解除异物：①应速拿50—100g（1—2两）香油煮开，加入10g蜂蜜稍凉后让老人喝下去，约24小时后要注意观查大便，一般情况误食的异物都能随大便排出；②误食异物老人要按时间用餐，促进胃肠蠕动，使误食的异物迅速排出。

十三、中老年人吃花生仁或瓜子误入气管时的紧急处理方法

老人气管、管腔功能比壮年时期退化，吃开心果、花生仁或瓜子时，不慎误入气管是很危险的，一旦发生，家属应立即采取以下几种方法：

1. 食物进入气管，家属应立即让老人弯腰，头朝下，用手在后背部拍打，让异物吐出。

2. 上述方法如若无效，应速呼 120 送医院急救，以免发生意外。

十四、中老年人噎食的紧急处理方法

噎食是因食物团块堵塞声门或气管而引起的窒息或猝死。据专家调查本病有 75%—80% 见于老年人患病。一旦发生噎食要个人（家庭）采取紧急处理，做到分秒必争，挽救生命。

（一）噎食的原因

1. 老年人食道异常，在吃饭或情绪激动时易引发食道痉挛，诱发噎食。

2. 老年人咽发射迟钝，容易造成吞咽动作不协调而发生噎食。

3. 老年人由于牙齿缺损，咀嚼功能不良，食物不易嚼烂吞咽，失去自我控制能力，进餐时易发生猝死。

4. 老年人饮酒过量失去自我控制能力，进餐时极易发生猝死。

（二）噎食的紧急处理

老年人噎食发生急，死亡率高，必须在家中作好预防，就餐时应愉快，进食要慢，咀嚼要细，不吸烟，少饮酒，防止诱因引起噎食。

（三）噎食的急救办法

1. 在进餐时一旦发现老人出现突然不会说话，呼吸停止，出现缺氧死亡，是因为突然窒息所致；病人用手按住喉头处，并用手指指向口腔，家人应立即采取急救措施。

2. 病人如卧位时，抢救人应立即用双手在病人剑突下（心口窝下部）向上连续地有节律地猛烈进行冲击，直到缓解有呼吸为止。

3. 病人如坐位或立位时，抢救者立即在病人的身后用双拳或其他硬物顶于患者剑突下，向内向上，用力按压，经上述方法急救后，横膈迅速上抬挤压胸腔，造成的气流压力将堵塞的食物团块冲出，这样可把病人从死亡救活。（见图2）

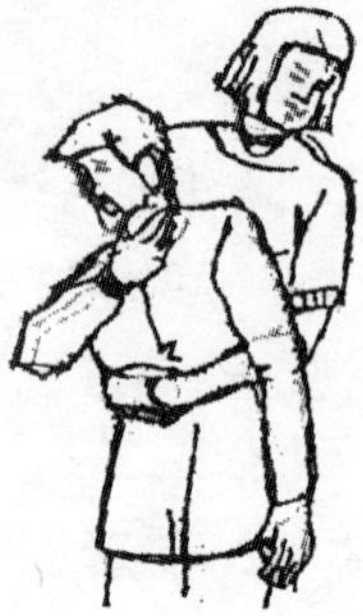

图2　噎食的紧急处理

十五、中老年人烧伤（烫伤）的紧急处理方法

老年人不慎在家庭里发生小面积轻度烧烫后可紧急就地采取以下几种方法：

1. 将受伤的部位立即浸泡在冷盐水中，如不便浸泡的部位可用冷盐水往皮肤上浇，经过数分钟后不仅可止痛消肿，还防止形成隆起的水疱。

2. 用纱布药棉（或干净的软布）蘸米醋轻轻擦洗烧烫部位，可止疼痛，避免水疱的形成。

3. 用牛奶、食盐搅拌均匀后，用纱布浸敷在伤处，不仅能减轻伤势，滋润受伤皮肤，还能起到治疗的作用。

4. 发生烧烫后还可立即用肥皂液涂擦在受伤部位，可消肿止疼，防止起水疱。

5. 在烧烫伤处立即涂擦牙膏可止痛防止感染。

6. 新鲜豆腐加白糖，捣烂搅拌均匀敷在烧烫伤处，可保护皮肤，止痛消炎。

7. 可用干西瓜皮研成细末，加香油适量搅拌均匀后涂擦在烧烫部位可止疼消肿。

十六、家庭常见食物中毒及预防急救措施

（一）有毒蜂蜜中毒

1. 有毒成分：由蜜源地有毒植物引起，如昆明山海棠、雷

公藤碱。

2. 中毒症状：24—48 小时发病，表现为消化道、神经系统和肾脏有改变，如口干唇舌发麻、恶心呕吐、无力、头昏、头痛、发热、心慌、腹痛、肾区上部疼痛肝脏肿大。

3. 急救措施：大量饮开白水、输液解毒；保持肝脏对症治疗。

4. 预防办法：不买有毒蜜源地植物的蜂蜜；加强保管，用后盖好。

（二）新鲜黄花菜中毒

1. 有毒成分：主要是秋水仙碱。

2. 中毒症状：1—4 小时发病，恶心，呕吐，腹部痛，腹泻，头昏，头痛，口渴，咽喉发干。

3. 急救措施：大量饮开白水，对症治疗。

4. 预防办法：要食用干黄花菜，如吃鲜黄花菜，必须经水浸泡或用开水烫后彻底炒煮后食用

（三）发芽的马铃薯中毒

1. 有毒成分：龙葵素。

2. 中毒症状：食后数十分钟至数小时发病，舌、咽麻痹，胃部灼痛及胃肠类症状；瞳孔散大，耳鸣，兴奋；重者抽搐，意识丧失，有生命危险。

3. 急救措施：立即呼 120，用 4%—5% 鞣酸或 2% 重碳酸钠洗胃，另外可导泻及对症治疗。

4. 预防办法：马铃薯应存放于干燥阴凉处，发芽后应去皮将芽眼挖掉，如芽长出过长，不能食用。

（四）毒蘑菇（毒红菇、白乳菇、臭黄菇、鲜皮扇菇）

1. 有毒成分：含毒覃碱。

2. 中毒症状：一般症状为流眼泪、流口水、瞳孔缩小、全身出汗血管扩张、支气管痉挛、血压下降、呼吸加快、心率较慢、肺水肿、肠蠕动快、呼吸困难、呼吸道阻塞、消化道症状、呕吐、剧烈腹痛、水样血便、脱水、肾功能衰竭。神经症状为幻听、幻觉、狂躁、抽搐、精神错乱、不省人事。

3. 急救措施：大量饮白开水，用筷子刺激口腔喉部诱发呕吐，拍打后背促使呕吐。立即呼 120 抢救，洗胃、导泻、灌肠，注意病人保暖，避免呕吐物进入气管内造成阻塞窒息。

4. 预防办法：不买摆摊上或不识别的蘑菇，最好到超市或大商场去买以防误买，烧菜时发现有特殊的蘑菇要扔掉以防毒。过敏体质者不要吃蘑菇。注意挑选，发现形、色特殊的蘑菇，不要买。不吃腐烂变质的蘑菇。吃前要先泡一小时，洗净煮透再吃，防止中毒。

（五）酒精中毒

1. 有毒成分：乙醇。

2. 中毒症状：中毒后（酒精含量在 40—100ml），首先表现为兴奋，病人话语多，粗野没有礼貌，进而面红耳赤情绪冲动或入睡；其次表现为机体失去平衡，动作不灵活，走路东倒西歪，神志不清，说话颠倒、语言混乱、骂人或打人。中毒严重者（酒精含量在 100—200ml），病人进入昏睡状态，面色苍白，出冷汗，嘴唇青紫，心速加快，呼吸较慢，二便失禁，抽搐昏迷不省人事。

3. 急救措施：

（1）对中毒者可用手指或筷子伸向喉咽处引吐，可减少体内酒精的吸收，减轻中毒的症状；

（2）注意安全，防止跌倒发生意外；

（3）注意全身保暖，防止着凉；

（4）清除病人口腔内的呕吐物，让中毒者安静入睡；

（5）给中毒者解酒，如：西瓜、梨、柑橘、萝卜、浓茶、水果汁或多喝白开水等均可稀释进入血中的酒精浓度，让中毒者大量排尿，加快解酒；

（6）让中毒者右侧卧防止呕吐物吸入肺内造成窒息；

（7）严重者立即呼120或送医院救治。

4. 预防办法：

（1）不大量饮酒，根据个人的体质、酒量，适量饮用；

（2）不喝烈性酒，以防中毒；

（3）不买劣质酒，避免中毒；

（4）不与老友比酒量，要为健康干杯。

十七、中老年人食物中毒的家庭急救

夏季气温高，食物极易腐败，人吃了变质的食物就易中毒，轻者出现上吐下泻、腹胀、腹痛等食物中毒症状，重者晕睡抽搐、血压下降，抢救无效而死亡。

人发生中毒后，应立即根据中毒食物种类采取紧急措施：

1. 促进催吐：中毒者如吃下的有毒物质在1—2小时内，家人应立即使用催吐的方法。速取食盐20—25g，加温开水200—250ml搅拌后喝进胃内。如吃的是肉类、荤食品中毒，可立即给病人服十滴水（一瓶十滴水加水100ml），促使恶心将毒物吐出。

2. 导泻除毒：中毒者如吃下的有毒物质在2—3小时精神状

况良好者，可给服用些缓泻药，还要多喝些开白水可解毒。

3．稀释浓度：中毒者如吃了变质的鱼、虾、蟹类海产品发生食物中毒，可用醋100—150ml，加温开水200—250ml稀释浓度后顿服。

4．灌服解毒：中毒者如喝了变质的饮料或腐败的食物，可用鲜牛奶灌服。

经以上方法急救，一切症状没减轻，应立即呼120或及时送医院抢救，防止发生意外。

十八、一氧化碳中毒时家庭紧急处理方法

一氧化碳是无味、无色、无感觉、看不见、摸不着的一种特殊的气体。人在不知不觉中发生中毒，中毒轻者留下后遗症，如头痛、头晕，中毒重者难以救治而死亡。

在家庭中常见的原因是如：煤气管道漏气，使用后阀门关闭不严，烧开水后水流将火喷灭或忘关阀门以及燃气热水器、燃气罐漏气等都可泄出一氧化碳；还有的家庭用煤火炉晚间压煤或烧火炕取暖，因风天煤块燃烧未透，发生一氧化碳中毒。

（一）一氧化碳中毒的症状

1．轻度中毒的症状

中毒后头痛、头晕、全身无力、走路不稳、恶心、呕吐、嗜睡，这时如能打开门窗通风换气，排出室内一氧化碳，进入新鲜空气，中毒者的症状可逐渐缓解。

2．中度中毒的症状

中毒者除上述症状加剧外可出现面色潮红如同发烧，心率加

快，昏迷不醒，脉搏增快，呼吸、血压不正常，这时如能及时抢救，吸入新鲜空气，全身保暖，慢慢也能恢复健康。

3. 重度中毒的症状

昏迷不醒、凡事不知、反射消失、二便失禁、脑肺水肿、大脑受损有生命危险。

（二）一氧化碳中毒的家庭急救

1. 发现家人头痛、头晕、恶心时应考虑到是否一氧化碳中毒，应立即打开门窗，将中毒者搬运到空气新鲜处，注意保暖防止着凉。（见图3）

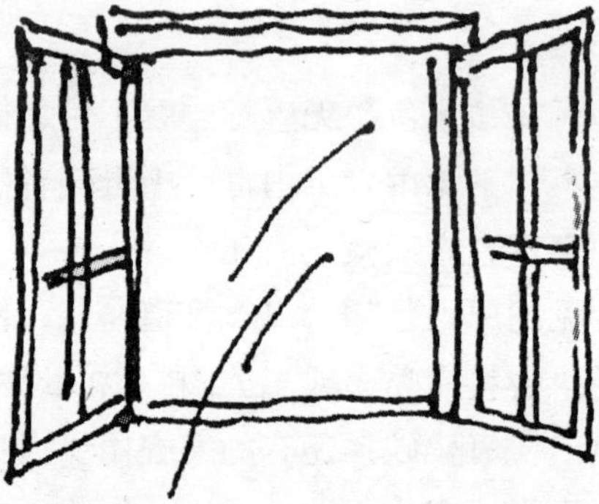

图3 发现一氧化碳中毒后立即开窗通风换气

2. 注意保持呼吸道畅通，将中毒者的头偏向左侧或右侧，防止呕吐物吸入气管，引起窒息。

3. 对昏迷者在头部放冰袋，没有冰袋可临时用雪糕代替，这样可以减轻脑水肿。因为吸入肺内的一氧化碳迅速地与血红蛋白结合成碳氧血红蛋白，不能带氧，使组织引发缺氧，出现中毒症状。

4. 对轻度中毒者经改变环境吸新鲜空气后，可很快地恢复正常而不留后遗症。

5. 呼 120 送医院治疗，中、重度一氧化碳中毒者送医院治疗确保安全，防止意外发生。

（三）怎样预防一氧化碳中毒

1. 经常检查煤气是否完全燃烧，要经常检查煤气、热水器是否渗漏冒气，是否呈完全燃烧，红苗是未完全燃烧现象，蓝色火苗是完全燃烧现象，要每天注意观察，防止一氧化碳中毒。

2. 热水器、煤气罐不要放置在人常活动的地方，特别是睡觉的房间千万不要放煤气罐，以防一氧化碳中毒。

3. 室内保持空气新鲜，每天要通风换气以防一氧化碳中毒。

4. 掌握预防一氧化碳中毒紧急救治知识，做到有备无患。

十九、中老年人农药中毒的家庭紧急处理方法

家庭农药中毒，一般是误食了带有农药的食物或吸入了有农药的粉尘，无论是吸入中毒还是误食中毒，发展很快，一旦发现需立即采取措施，积极抢救。

由于中毒情况不同，抢救的方法也不同。如：

1. 皮肤沾上农药中毒：应立即将沾有农药的衣服扒掉，然后用稍温水擦香皂彻底冲洗沾有农药的皮肤，直冲洗到没有残留农药为止，为防止农药加快吸收，千万不用酒精、热水或其他液体擦洗，如皮肤出现红肿变色，应立即送医院抢救。

2. 吸入农药中毒：吸入农药后要立即脱离农药处，脱下外衣裤，防止农药侵入皮肤，立即去医院抢救。

3. 误食农药中毒：发现误食农药中毒后应立即清除胃内的农药，采取引吐办法，就是把吃进胃内的食物全部吐出来。让中

毒者张开嘴，用筷子或压舌板插入口腔内，在舌根部擦动，刺激咽部使中毒者发生呕吐，清醒中毒者也可自己动手引吐。如无效，可喝温开水3—4杯（食盐8g加温开水200ml），喝水后，再用筷子伸入口腔舌根部引吐，一般会收到好的效果，为了促进毒物分解，家中如有10%硫酸亚铁也可口服，每次服10ml，每30分钟一次，连续服3—4次。中毒者将毒物吐出后，还要送医院，由医生进行洗胃治疗，彻底清除胃内的毒物。严重心脏病、胃肠病、食管静脉曲张、动脉瘤者应迅速送医院抢救。

二十、中老年人触电的紧急处理方法

人们常说的触电，也叫电伤，这是电流通过人体引起的伤害，轻者人体受伤害，重者可死亡。

因电流刺激心脏，会使心脏肌肉颤抖，也可使心跳骤然停止而死亡。这是因为电流会经过人体又通过地面造成人体伤害。

在家庭中不慎都可造成电伤，如电器开关损坏，长期使用的电线磨损或一座多插头，电热毯、电热器超负荷或手湿又站在湿地板上等均能引起电伤。

在家中有人触电可立即作以下紧急处理：

1. 立即关闭电源，拔掉插头，彻底切断电路。

2. 如因障碍不能切断电路，身体要站在木桌、木椅上或不导电的干燥物品上用木棍、扫帚拨开电伤者的身体脱离电源或用绳子绑扣拉电伤者的臂或腿，让电伤者离开电源。千万不要用金属物或湿布接触电伤者，特别不要用身体直接接触电伤者。

3. 如为高压电伤者，身体与电源接触着而在高压电18m以内，万不可接触电伤者，因为电有弧光，跳出一段距离，绝缘物也没有用，健康人要与触电者保持距离，呼120或电信部门，经有关单位认为无危险后，这时开始急救。

4. 触电者脱离电源后，应在烫伤处用消毒的纱布敷盖上，再用绷带或清洁的白布条固定，不要上药水、药膏，也不要刺破水疱。

5. 如心脏、呼吸已停止，急救者立即做心脏复苏术（做法请见心脏猝死抢救法）。如果触电人有呼吸但失去意识，让其躺下，立即呼120送医院迅速抢救。

二十一、中老年人骨折的家庭紧急救治

老年人骨质中的钙逐年递减，脱钙使长骨骨质疏松，特别是老年妇女绝经后卵巢功能衰退，雌激素分泌基本停止，骨骼的血液供给不如青壮年时期丰富，因此老年人易发生骨折。

（一）老年人易发生骨折的原因

老年人骨骼化学成分发生变化，有机成分如骨胶原、骨黏蛋白减少，而无机盐如碳酸钙和磷酸钙的含量相对增加，青年人无机盐含量占50%，中年人含量为60%，老年人则为80%。因此，老年人骨骼弹性和韧性小，脊柱、髋关节、肩关节其灵活性、柔韧性均不如壮年时期。由此可以看出，老年人极易发生骨折。

（二）老年人发生骨折的症状

1. 局部疼痛：骨折部位活动时感到疼痛，如被触动时更感到剧烈疼痛。

2. 局部失去活动功能：骨折部位不能活动，失去功能。

3．局部肿胀：骨折部位呈肿胀现象，皮肤发红。

4．局部畸形：严重者骨折部位失去原有的正常状态如凹陷、隆起或在伤口处暴露出骨头。

5．出血：如骨折刺破了血管或内脏器官，就会发生出血或渗血现象。

（三）发生骨折后的家庭紧急救治措施

发现老人受伤后，首先要了解病人的情况，如哪个部位感到疼痛，受伤部位有无变形肿胀或出血，活动是否失去正常状态等，千万不要随意搬动病人，以防加重症状，要采取以下处理原则。

1．检查病人呼吸有无困难

仔细检查病人头、颈、胸腔部有无伤痕，有无气喘、呼吸困难症状，发现后，让病人侧身卧位，摘掉假牙，擦出口腔内痰液，保持病人呼吸道畅通，如呼吸有困难，有条件的要立即给病人吸氧。

2．检查病人骨折部位有无出血

如为毛细血管出血，血量不多，可用清洁的绷带、纱布、手绢、毛巾压迫包扎出血的伤口。如果是动脉血管出血时，应立即采取紧急止血措施，以免有生命危险（见各部出血止血方法），立即送往就近医院救治。

3．骨折固定紧急处理

一旦发现骨折后应用方便而有效的方法紧急抢救病人生命，保护患病部位，并根据骨折的不同及时采取不同的处理方法如：

（1）上肢骨折，在受伤处下面用木板或果盒板抬起来，板子、果盒板长度都要超过上下关节，固定结实，如一时找不到固定板，可用病人躯干作固定。

（2）下肢骨折同样在受伤处下面用木板抬起来，还可用另一侧无伤健侧肢作固定。抬动患肢时，要抬着固定肢体的板子或果盒板，将患肢部位轻轻地抬起为宜。

（3）为躯干骨折（脊柱骨折、骨盆骨析）在抬动时要特别注意，须有更多的人力将病人骨折部位和身体各部位同时均匀地轻轻地平稳地抬起来，平放在担架上或汽车平面上。

（4）如头部或脊柱、胸部、骨盆骨折等都应使病人平卧，特别是脊柱骨折的病人要躺在硬木板的担架上，如不注意搬动不仅病人造成痛苦，还会给治疗带来麻烦，甚至发生意外。

4．立即送往医院救治

通过以上家庭紧急第一步处理，立即呼120或急救中心救治。

（四）骨折的预防与保健

1．防止跌摔：走路上下楼梯时应慎重，防止滑倒发生骨折，特别要注意保护前臂、大小腿骨及股骨头处，因为以上部位是老人极易发生骨折的部位。尤其是中老年妇女由于雌激素分泌减少，更易骨折。

2．注意旅游保健：老人外出旅游时最易发生骨折。应注意走路时不要观景，观景时要停止走路，防止精神分散而跌摔；过累时，休息一会，防止走路不稳造成跌摔；穿轻便随脚鞋子，女性老人鞋跟高度不要超过5cm，袜子口不可太紧以防影响血液循环；肩部手提物不可过重，防止加重机体压力影响行走。

3．注意饮食保健：摄取含钙食物，如牛奶、豆制品、杂粮、海鱼、海带、虾皮、骨头汤（去脂肪）、蔬菜等。

4．加强体育锻炼：通过体育锻炼可以刺激成骨细胞功能，增加钙的吸收，常晒太阳可增加维生素D的合成，但注意避免过分曝晒。

5. 改变不良生活习惯：不吸烟、少喝酒（忌白酒）、不喝浓咖啡。

6. 已经发生骨质疏松的老人，在日常生活中应注意以下几点，防止发生骨折：

（1）注意防滑，室内不要选用光滑地板、瓷砖，卫生间和厨房要放置防滑垫，用水刚擦过的地面不要在上面行走，到外面活动时，鞋要轻便合脚，走路要小心，如路不平精力要集中，步子要小点，遇到熟人说话须停止走路，以防扭伤或跌伤。

（2）雨、雪、冰冻天气尽量少外出，需外出时应拄拐杖，协助走路。

（3）平日不要提、抬过重的物品，下蹲拾物时腰背要挺直，以防压迫骨关节。

（4）当出现全身无力，关节肌肉酸痛时，应去医院作骨钙测定，力争早日诊断、治疗。

骨折救治法：（见图4、图5、图6、图7、图8、图9、图10、图11）

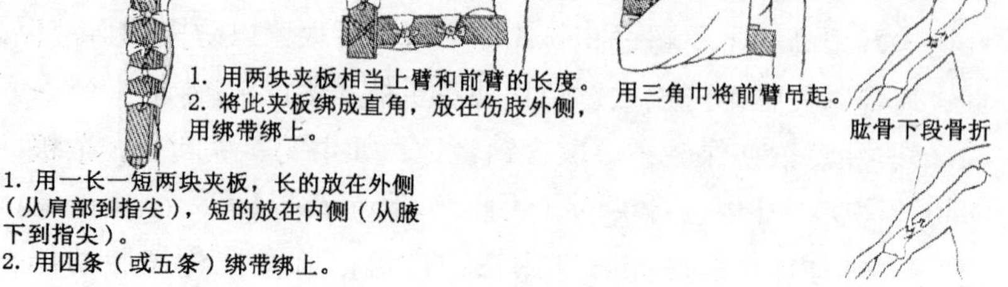

图4 上肢骨折救治法

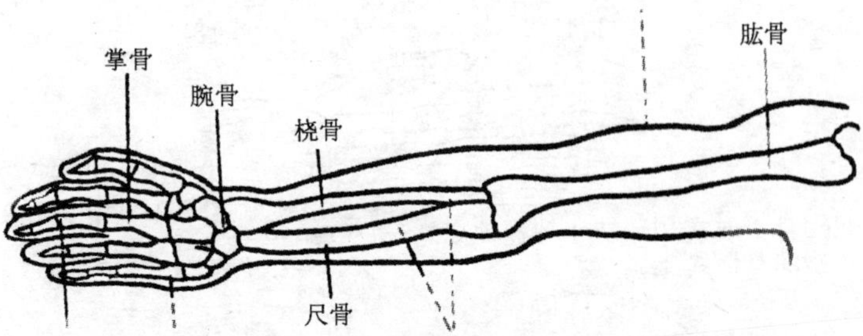

图5　指骨

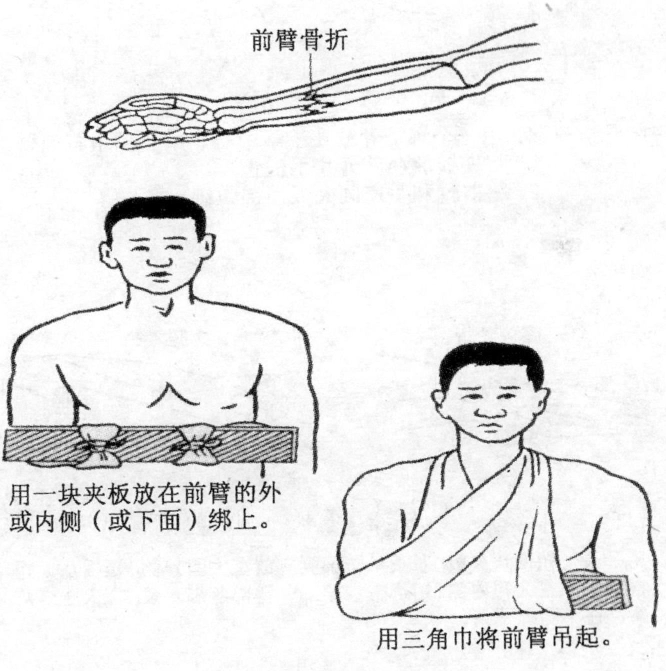

图6　指骨、掌骨、腕骨、前臂骨折救治法

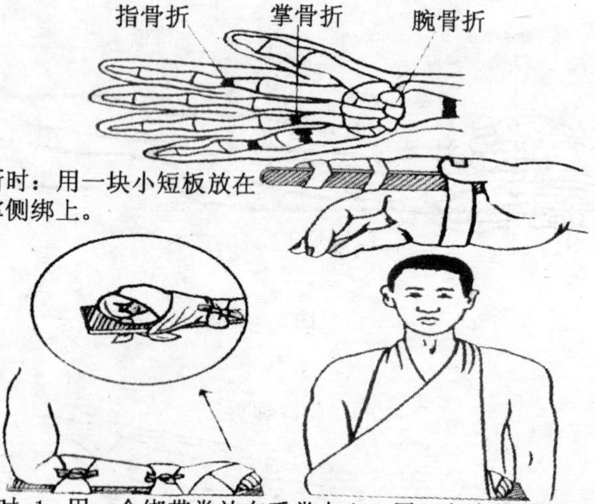

掌腕骨折时：1. 用一个绑带卷放在手掌中心。用三角巾将前臂吊起。
2. 将夹板放在前臂和手的正面。
3. 将前臂和手连同夹板用绑带绑上。

图 7

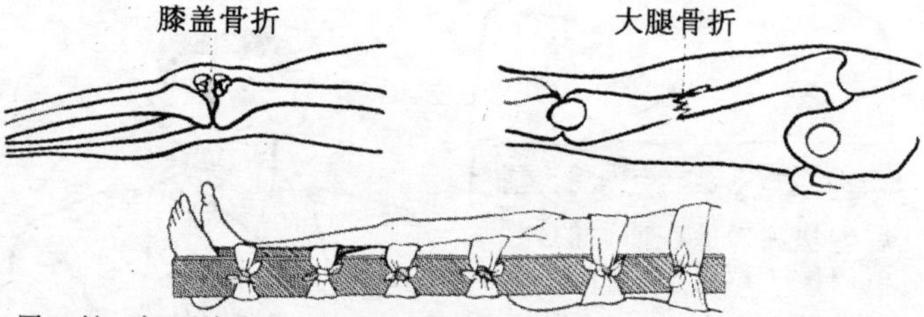

用一长一短两块夹板，长板从腰部到脚放在大腿外侧，短板从大腿根到脚放在大腿内侧。用绑带在腰部、臀部各绑一条，在大腿绑两条，在小腿绑两条。

图 8　下肢骨折救治法

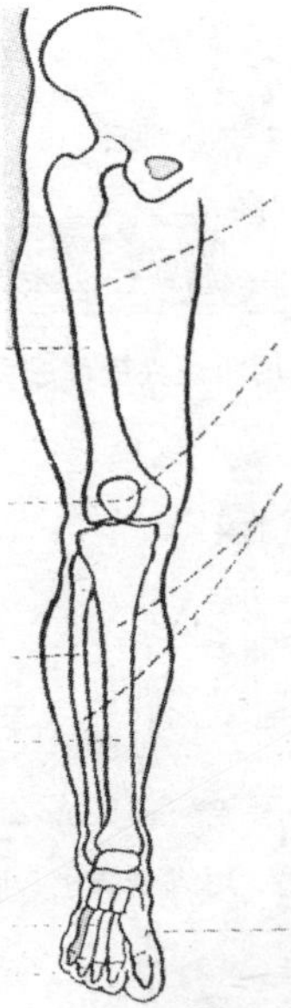

图 9

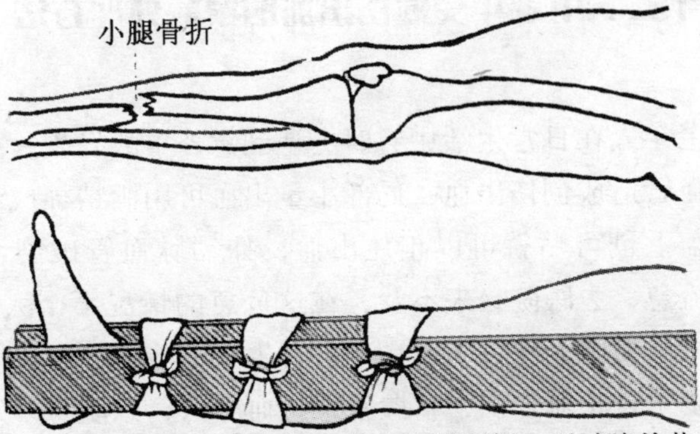

1. 用两块比小腿长的夹板，放在小腿两侧，要过膝关节。
2. 用三条绑带绑上。

图 10　小腿骨折救治法

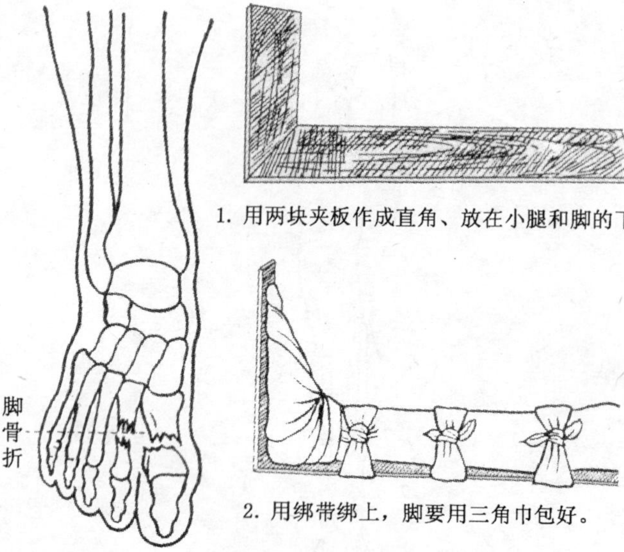

图11　小腿骨折、脚骨折救治法

二十二、中老年受撞伤出血的紧急处理方法

中老年人在日常生活中有时会遇到意外事故发生，如跌碰皮肤损伤血管造成创伤出血，局部小量出血可用酒精棉或淡盐水消毒后再盖上创可贴就可以止住出血，如动脉血管破裂，大量出血，血流急，去医院又来不及，在这危急的情况下个人（家庭）不紧急采取措施，止住出血，是会有生命危险的，所以老年人在家庭需要学点止血知识，掌握紧急止血方法，以防意外发生，紧急时能保住生命安全。在日常生活中出血事故时有发生，出血少者没有什么危险，出血多不及时处理就会有生命危险。

（一）出血种类

出血有三种情况，即毛细血管出血、静脉出血、动脉出血。

1. 毛细血管出血：毛细血管细小，数量多，所以毛细血管出血看不到很明显的出血点，是片状的渗血。

2. 静脉出血：静脉血液对血管的压力较小，有时是负压，所以静脉出血是涌出的。

3. 动脉出血：动脉血液是从心脏里挤出来的，压力大，出来的血液呈喷射状态，血液随心脏的搏动一溜一溜地往外急速喷射。

（二）各类型出血特点

不同类型出血及特点：出血分三种类型，一种是动脉出血，另一种是静脉出血．还有一种是毛细血管出血。怎样来识别是哪种类型出血，需观察其出血的部位、颜色、血流速度、流动状态等特点。

1. 动脉出血特点：动脉血管受到创伤破裂后，血液从动脉血管中流出，其特点是颜色鲜红，血流急，随着心脏的跳动有节奏地喷射状地流出。止住出血较难，如不紧急止血，出血者易失血过多，造成昏迷，有死亡的危险。

2. 静脉出血特点：静脉血管受到创伤破裂后，血液由静脉血管中流出，其特点是颜色较暗，血流慢，缓缓地流出，不随心脏的跳动地流出，易止住出血，无生命危险。

3. 毛细血管出血特点：毛细血管受创伤破裂后，血液由毛细血管中渗出。其特点是颜色呈深暗色，血流速度慢，滴滴地流出，易止住出血，无任何危险。

（三）止血方法

由于出血种类不同，部位不同，止血的方法也不一样，如毛细血管出血，立即擦点红药水再包上纱布即可停止出血。

1. 静脉出血：首先用1%食盐水擦净伤口进行创伤处理，再用纱布固定包好，可止住出血。

2. 动脉出血：需采取紧急处理，以防出血过多损害健康，造成生命的危险。动脉出血可采用三种方法止血：

第一种是指压止血法：在伤口的上部，找到跳动的血管用手指压在附近的骨头上，止住出血，以上方法可用于四肢出血。如上肢出血，压迫上臂中上1/3内侧动脉跳动处；下肢出血可压迫大腿根内侧的动脉跳动处。

第二种是加压包扎止血法：这种方法适用于身体各个部分，首先用干净的纱布堵塞伤口，上面加上干净布垫，再用绷带加压包扎。

第三种是止血带止血法：这种方法适用于四肢，用胶皮管缠住打结止血。上肢出血胶皮管缠在上臂上1/3处，不要缠在上臂中段防止神经受损；下肢出血缠在大腿中部，为了减少受伤肢体瘀血或出血。

在缠止血带时，首先将伤肢抬高，同时在缠止血带部位要垫上棉花，以免擦破皮肤。止血带缠得不可过松或过紧，能止住出血就可以了。然后做上记号，说明放止血带的时间，然后每一小时放松3—5分钟，万不可让止血带缠得时间过长，这样不仅影响肢体血流，还会造成肢体坏死。

对发生动脉出血的病人，家庭紧急处理后立即送医院抢救治疗以防发生生命危险。

①止血点：在内踝前边和后边。（见图 25）

②止血方法：用两手拇指按压脉搏处。（见图 26、图 27）

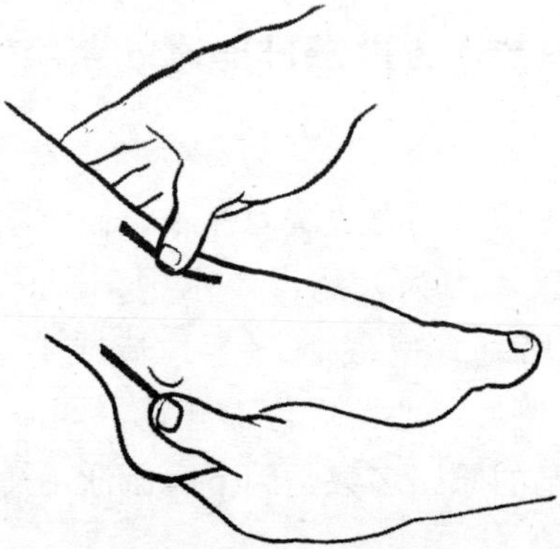

图 26　内踝前后的止血方法

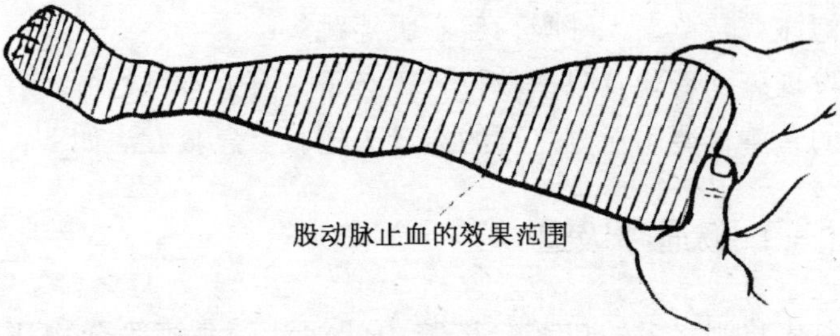

图 27

（五）出血后的注意事项

1. 周围环境无噪声，止血后要卧床安静修养，因为活动会增加心脏跳动，易流血。

2. 应多喝些开水或淡盐水，补充体液。

3. 头部要放低，腿足部要垫高，使脑部增加血液，防止昏迷。

4. 温暖身体，防止感冒。

5. 有骨折者应止痛，防止昏厥。

二十三、中老年人洗澡被淹溺的紧急处理方法

中老年人出去旅游到海边洗海澡不慎被淹溺时，如不立即急救就会有生命危险。因为人淹没于水中，这时呼吸道被水、污泥、杂草等杂质堵塞，使气管痉挛，造成窒息、缺氧（叫淹溺），进一步造成呼吸、心跳骤停而死亡（叫淹死）。

中老年人淹溺的原因多数是因下海游泳不慎落水或因体质不佳昏迷等。

溺水后出现皮肤黏膜、指甲呈苍白色，周身冰冷，口腔、鼻腔有泡沫或杂草，无呼吸，后心脏停跳。

发现淹溺者要及时抢救，分秒必争，万万不可迟缓。有百分之一的希望，要用百分之百的力量去抢救。急救方法如下：

（一）畅通呼吸道

首先将溺水者的口腔、鼻腔中的泥沙、海草等杂物清除干净，防止呼吸道堵塞。

（二）控水

迅速控出呼吸道及腹腔内的水。将溺水人胸部朝下放在软椅子上，头部朝下，由抢救者拍压背部，使进入胃内、腹部的水尽量倒空，但时间不可过长。（见图 28）

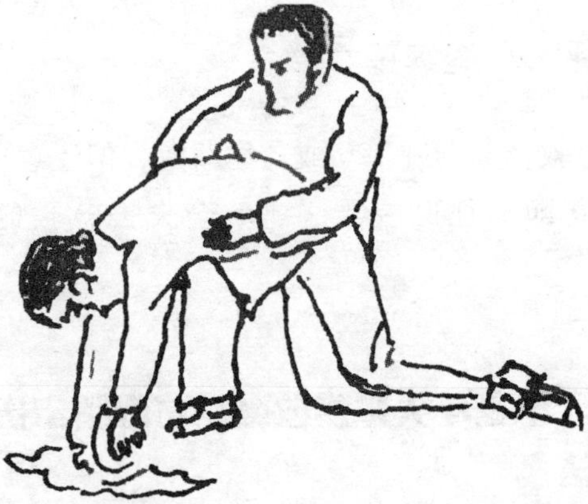

图 28

（三）心肺复苏

1. 溺水者已停止呼吸心跳的，应立即进行抢救，畅通呼吸道。

2. 人工呼吸。

3. 控水。

4. 胸外心脏按压。（见图 29）

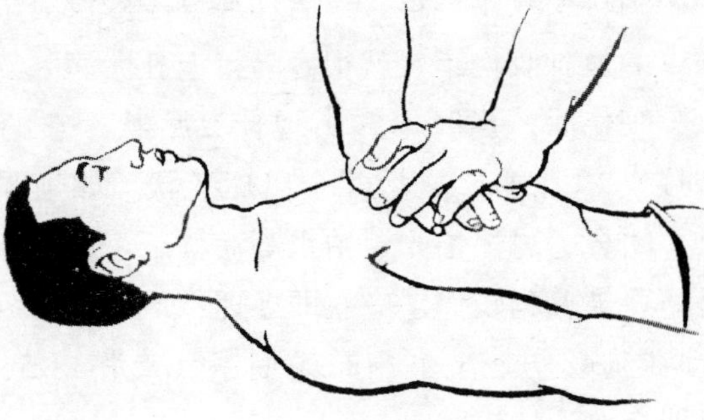

图 29

（四）呼 120 继续抢救

经以上急救，立即呼 120 或送往医院，但注意未经当场急救者千万不要立即送往医院，这样就会失去急救的时机，后悔已晚。

二十四、中老年人被燃放鞭炮将眼睛击伤时的紧急处理方法

中老年人不慎被燃放鞭炮或其他原因击伤了眼睛时，要立即在伤处用清洁纱布或毛巾盖好送医院急救，切勿在眼部涂擦眼药膏、眼药水或用手摸伤处，以防止感染。

二十五、中老年人被狗咬伤的紧急处理方法

如果是小狗玩耍咬了一口，没有伤痕，一般没有危害。如不慎被带有病毒的疯狗咬伤了，就很容易得上狂犬病。

人被疯狗咬伤后，当时不知出现什么症状，它的潜伏期为 10 天—6 个月或 12 个月，之后才会出现症状。如烦躁不安、全身抽搐、牙关闭合、恐惧怕光、怕水等症状。

如果是怀疑被疯狗咬伤了应立即处理：

1. 立即在狗咬伤处上下用布条捆紧（离伤口 5cm 左右），用小孩吸奶器将血液抽出。

2. 血液抽出后，要用清洁的肥皂水将伤口冲洗干净。

3. 注射狂犬疫苗：经以上处理后应及时到卫生防疫站或医

院注射狂犬疫苗。

4. 观察病情：如已注射过狂犬病疫苗，还出现不良病状：张口困难、脖颈发硬、怕光、怕水等表现，应速去医院，请医生紧急治疗、抢救。

二十六、中老年人被蜂蜇伤的紧急处理方法

老人在日常生活中或旅游时也许不慎被蜜蜂蜇了，毒液进入皮肤内立感灼烧感、疼痛难忍、局部红肿、严重者化脓，可用以下几种方法治疗：

1. 可用香皂或肥皂，切成小块适当加温水搅拌呈糊状，敷于蜂叮处，因毒液呈酸性，可缓解疼痛，排毒。

2. 或用5%的小苏打水（即5g 小苏打加冷水 100ml）在蜂叮处冷湿敷。若是被黄色蜜蜂蜇的，其毒液呈碱性，则可用醋湿敷，可止痛消肿。

3. 取元葱切成片状轻擦蜂叮处，也可缓解疼痛，减轻症状。

二十七、中老年人被毛虫蜇伤时的个人处理方法

中老年人出外旅游，不慎被毛虫或虫类蜇咬伤是常发生的事。轻者由于虫体上的毒毛毛能引起皮炎，毒毛黏附皮肤或深刺入到皮肤就会引起皮肤发痒，起小红点，水疱或发生风湿、荨麻疹等。

中老年人一旦外出被虫类蜇咬伤后，可紧急作以下处理：

1. 中老年人外出旅游，最好将暴露在外的四肢涂些风油精或清凉油，以防虫类蜇、咬。

2. 如不慎皮肤上已沾上虫类的毒毛毛应立即用胶布沾掉清除，皮肤有炎症可涂抗生素软膏。

3. 如形成水疱破裂、溃疡，要用1%食盐水冲洗后再涂上龙胆紫。

4. 内服苯海拉明或扑尔敏。

二十八、中老年人发生面瘫的紧急处理方法

（一）面瘫发生的原因

据专家的调查，面瘫的病因尚未明了，过去老百姓的说法是“受了风寒”，当今科学发达的社会，认为面瘫的发生与以下几种因素密切相关：

1. 风寒侵袭面部是造成面瘫的一个激发因素，如夜间睡眠长时间地使一侧面部受凉或白日受疾风猛烈吹在面部或开着空调入睡等都会引发面瘫。

2. 病毒感染，患带状疱疹可诱发面瘫。

3. 患面神经炎可诱发周围性面瘫。

4. 面部血液循环障碍，神经功能不稳定可引发面瘫。

（二）面瘫发病的症状

患了面瘫，面部感觉减退，麻木、不舒适，患侧眼睛闭合不全，鼻唇沟变浅，口角下垂，嘴歪向健侧，鼓腮时患侧漏气，进食时患侧漏饭，喝水时患侧漏水，口腔味觉减退，患侧耳部、面部疼痛，绝大多数人为一侧患病（也有二侧同时患病的）。此病经及时治疗（在一周内）效果较好，如治疗不及时，会留下终

身后遗症。

（三）面瘫的预防方法

1．居室床位不要距离窗户过近，人头部不要朝向窗，以防面部受寒风。

2．夏季乘凉不要躺在潮湿、树下或阴凉的地上睡觉，避免面部受寒，更不要在门洞或路口风头处久坐乘凉，以免面部受凉痉挛，诱发面瘫。

3．睡眠时不可用电风扇久吹身体，更不要长时间打空调取凉，睡眠时应关闭。

4．春天风沙大，老人外出时应备好防风服装，如风帽、风衣，老年女性围上纱巾，以防寒风侵袭面部诱发面瘫。

5．除风寒外还有一些疾病也会合并面瘫，如：面神经炎、带状疱疹等，因此当出现面瘫后应及时到医院检查、治疗，以免误诊留下终身后遗症。

（四）面瘫的治疗方法

1．急性期可使用地塞米松等，还可选择超短波透热疗法，远外线照射。

2．接着患侧做针灸穴位疗法，可收到好的效果。

3．局部热敷，在患侧耳部周围，每日 2—3 次，水温约 40℃左右，每次 20—30 分钟。

针灸穴位：（见图 30、图 31、图 32）

地仓：口两侧平角旁开 5 分处

颊车：上下齿用力咬紧时，咬肌突起处

迎香：鼻翼旁 5 分处

合谷（又名虎 VI）：第一、二掌骨之间近第二掌骨缘中点

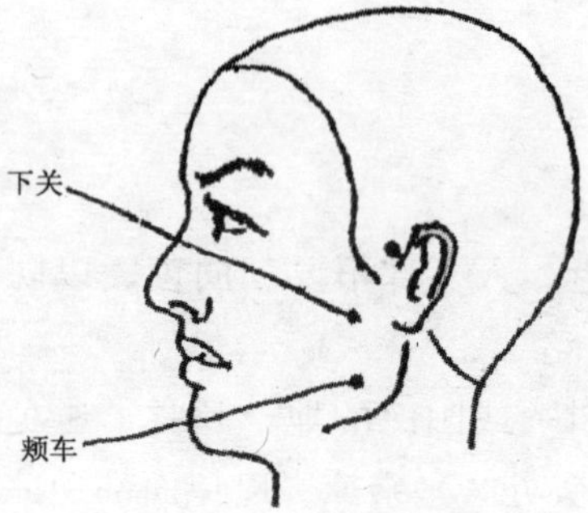

图 30

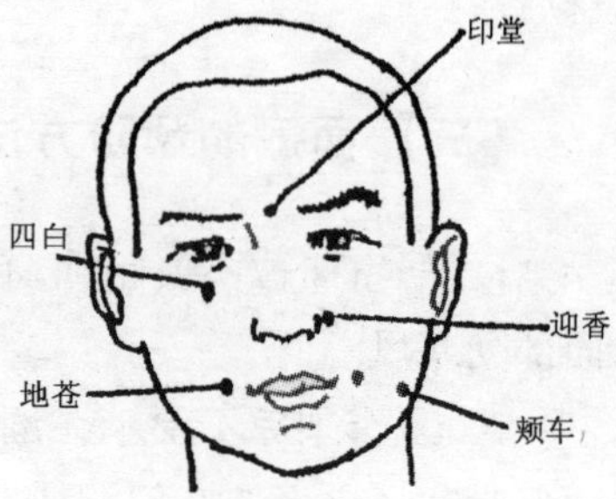

图 31

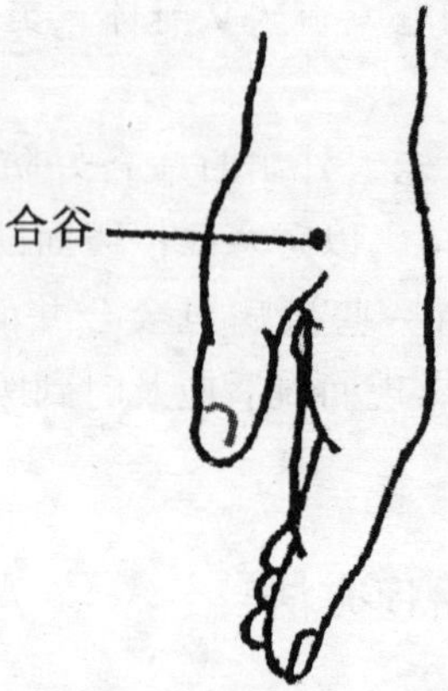

图 32

第三部分
中老年人慢性病急性变化的预防及处理

一、中老年人患脑动脉硬化，防急性脑血栓形成

急性脑血栓形成常见的病人是中、老年人，发病原因多数为动脉硬化。

脑动脉硬化后，血管内膜变厚，造成管腔狭窄，特别是在夜间血液循环慢，血液黏稠度高，凝血物质在血管腔内聚集成为块状，形成了血栓，堵塞了血管，使血流发生障碍，造成脑组织供血不足，缺氧、坏死，引起急性脑血栓形成。

（一）急性脑血栓的表现

急性脑血栓病人多是在睡眠中或白日安静时发病，一般多是一侧面部和一侧肢体瘫痪，多数病者意识清楚，也有的病人伴有语言不清、肢体笨重、自觉麻木，头晕目眩、恶心呕吐。有的病人病情较严重，脑梗死的面积大，病人昏迷，神志不清，表现为头痛，恶心呕吐等，颅内压增高等急剧症状，病人危险性较大。

如为椎-基动脉系统血栓形成，病人除恶心呕吐外，还表现

为头晕、眼视物模糊等障碍。

急性脑血栓形成除严重大面积脑梗死外，多数病人经过治疗病情均有好转，死亡率较低。

（二）急性脑血栓形成的病因

急性脑血栓，俗称“半身不遂”。此病是由于脑动脉硬化后血管壁增厚造成血管内腔变小，在夜间或白日安静环境下，血压下降，血循环较慢，血液黏度高等情况下，血小板等因子在管腔聚集成块状，形成血栓，堵塞了血管，使血流受阻，造成血管供血区域的脑部组织急性缺血、缺氧，出现了前述的一系列症状。

（三）怎样预防急性脑血栓形成的发生

急性脑血栓形成主要是动脉硬化，但其诱因也不可忽视，如高血压、低血压、冠心病、高血脂症、糖尿病，饮酒吸烟等均应引起重视。

1．注意饮食保健，把住饮食关

限制食用动物脂肪和含胆固醇较多的食物，如动物内脏、肥肉、鱼籽等高脂防、胆固醇的食品。植物油、瘦肉类、鱼类、豆类及豆制品、新鲜蔬菜及水果、菌类、海带、木耳等均适合中老年人日常食用，少食钠盐、糖类，每日适当食一些醋或山楂软化血管，并要戒烟戒酒，这些均有利于预防急性脑血栓的发生。

2．注意稳定的情绪

遇事不急躁发火，要冷静沉着，遇喜事不过度兴奋激动，要控制情绪，以防造成脑部血管障碍形成脑血栓。

3．坚持适当活动

根据个人实际情况，可坚持适当活动如走步、打拳、做操等，增强体力，促进血液循环，避免血栓形成。

4．注意生活规律

定时起床、睡眠、就餐、活动、劳动、娱乐，做到一日有规律地生活，对预防急性脑血栓形成大有益处。

5．防止疲劳过度

读书看报、看电视、写作时间不可过长，家务劳动要适当，应做到劳逸结合。

6．防止大便秘结

经常食用一些粗粮，如荞麦、玉米、高粱米、燕麦等高纤维素谷物，每日吃蔬菜及低糖类水果，避免大便秘结，保持大便畅通。

7．节制性生活

避免精神过度紧张，身体过度疲劳，患脑动脉硬化病人在性生活方面要有节制，严重者可禁止。

8．防高温浴诱发脑血栓

老年患心血管病人由于高温浴刺激，易造成大量出汗脱水，血压、心率和血流量的急剧变化，使小血管内皮损伤，还能使血液黏度升高，激活血小板和机能亢进，并能使体内的纤维素溶解酶活性减退，血液凝固及纤维溶解失衡。由于血小板活化，加上血管内皮损伤，正是形成血栓的重要原因。

避免高温浴，水温以略高于体温为宜，最好在39℃左右，洗澡时间不可超过30分钟。

避开心血管病高发时间，上午6—12时是心血管发病时间，在这段时间最好不要洗澡。

老年人患心血管病者如高血压病、高血脂病、糖尿病、动脉硬化、肥胖病、心律不齐、精神创伤等，本身就具备诱发血栓性疾病的危险因素，如在浴后有不适感觉等，都要高度警惕，早期发现早期治疗以防意外。

9．根据医嘱坚持按时服药，并要定期到医院捡查，以便发现疾病及时治疗，避免急性脑血栓形成的发生。

（四）急性脑血栓在家庭发生时怎样急救

家人确认病人出现脑血栓症状，如：说话不清、四肢麻木、短暂性脑缺血等一系列症状时，应及时做好以下几件事。

1. 让病人安静，仰卧在床上，排除心理障碍及紧张情绪。

2. 让病人头部偏向一侧，保持呼吸道畅通，解开病人的衣领、腰带，取出口腔内假牙。

3. 注意病人保暖，如：肩、腰、腿、脚部，应盖上毛毯或棉被。

4. 急呼120救护车将病人送至专科医院治疗。

二、中老年人患脑梗死，防脑梗死性痴呆

脑梗死性痴呆多见于60岁以上的老年人，男性多于女性，病人原患有多年的高血压病、脑动脉硬化及几次发作过小中风，或在某一次中风后突然出现痴呆，以后每一次发病使痴呆逐渐加重，一般也称为多发脑梗死性痴呆。

（一）脑梗死性痴呆的表现

初期有神经衰弱的表现，如头痛、头晕、耳鸣、夜间恶梦多，经常失眠等，进一步出现精神症状，如记忆力减退，特别是对近期事情记不清，对远期事情记得很清；另外是好激动，常与家人、朋友发火或为一点点的不顺心的小事整天愁眉苦脸，唉声叹气，病情越来越重，健忘，对人无礼貌，喜怒无常，出门不辨东西南北，不认家门，经常走丢。

（二）脑梗死性痴呆形成的病因

专家近年来的研究表明，老年人中风后除了造成残疾，丧失劳动及生活能力之外，给老年人带来的严重危害就是脑梗死性痴呆。专家研究发现，脑梗死性痴呆的主要原因是脑缺血引起的局部脑组织软化萎缩，当脑组织受到损伤达到严重程度时，就会出现脑梗死性痴呆的症状。

（三）怎样预防脑梗死性痴呆的发生

防止脑梗死性痴呆主要在预防，做到水不来时先叠坝。因此，老年人已患过小中风及脑动脉硬化或患有多年高血压者应注意以下几方面：

1．把住饮食关

限制食用动物脂肪和含胆固醇较多的食物，如蛋黄、鱿鱼、鱼籽和动物内脏、肥肉及其他高脂肪食物等，应食用植物油、瘦肉类、鱼类、禽类、豆类及豆制品，含卵磷脂食物应常吃，新鲜蔬菜、水果、菌类、海藻类每天不可少，注意低盐、低糖，血脂高的要降低血脂，减肥。特别注意补充卵磷脂，因胆碱是脑神经的传递物质，能使大脑思考问题敏捷，增强记忆，磷脂质也是血管的清扫工，对预防动脉硬化及脑梗死均能收到好的效果。

2．积极防治高血压

高血压是发生中风及脑梗死的潜伏因素，患高血压的病人脑血管的发病率比一般无高血压人为高，应经常测量血压，以防变动，做到早期治疗。

3．戒烟戒酒

烟草中含有尼古丁（烟碱），吸入尼古丁后，能使血管收缩，对患心脑血管病的老年人极易加重病情，和引发其他合并症。据专家调查：吸烟的老年人患心脑血管病比不吸烟的高60%。要戒酒，酒精吸收于体内不仅影响消化，还使血管中枢麻痹，血管扩张，特别是患有高血压，脑动脉硬化及患过小中风的老年人饮酒后均易发生意外。

4. 注意精神调节

精神要愉快，性格要开朗，心胸要宽广，不计较小事，保持乐观情绪，避免精神过度紧张或烦恼，尽量参加社会活动，增加生活的乐趣。

5. 锻炼身体

坚持适当的活动，如由家人搀扶慢走或散步，既可使胆固醇下降又可消除或减少动脉硬化的脂质沉积和血栓形成。

6. 在医生指导下坚持治疗，合理用药。

三、中老年人患高血压，防脑出血

脑出血俗称脑溢血，专家调查；老年人动脉硬化占69%左右，动脉硬化后动脉管壁变硬，变脆，弹性消失，当血压突然升高时，病变的动脉壁不能耐受突如其来的冲击而破裂出血，这就是脑出血发生的机理。

（一）脑出血的表现

脑出血发病急，病情发展得快，可能在短时间内出现一系列症状，例如病人突然昏倒在地，口角流涎，意识丧失，二便失禁，呼吸有鼾声；如内囊出血，病人出现偏瘫；如桥脑出血可出现中枢热，体温可达40°C以上，深度昏迷，血压下降，呼吸衰竭；如小脑出血有枕部头痛、呕吐、眩晕、颈部强直，严重的因颅内压增高呼吸不规律形成脑疝。

一般病人在发病前有前驱症状，如嘴歪眼斜、流口水、语言不清、咽下障碍，四肢活动不便，走路不稳，摔跟头。如发现上述症状时，应迅速去医院治疗，控制病情发展和恶化是极其重要的。

（二）脑出血的病因

据调查脑出血的常见原因是高血压。此外还有少数出血是因脑瘤、脑动脉硬化或由治疗引发的，绝大多数脑出血的病人已患有高血压，因为老人患高血压数年，脑的小动脉会形成小的动脉瘤，当病人血压突然升高时，小动脉瘤胀破出血，就出现了脑出血。

除脑出血病因外，脑出血的诱因也不可忽视，如过度兴奋、愤怒、悲哀、紧张、劳累、活动量大、大量饮酒、睡眠不足、大便干燥等均是脑出血常发生的诱因，发生脑出血后，即使保住生命也可能留下不同后遗症（如语言不清、面瘫、耳聋、偏瘫、四肢障碍等）。

（三）预防脑出血发生

高血压病人脑出血的发病率较正常人高，据统计，高血压病人收缩压超过 190mmHg，发生脑出血的危险性增加 6 倍，舒张压超过 110mmHg 时，发生脑出血的危险性增加 5 倍，这说明了高血压是引起脑出血潜在的危险因素，平时应注意预防，万万不可忽视，应做到以下几点：

1. 控制高血压，保持血压稳定

按医嘱坚持长期规律地服药，并应经常测量血压，保持血压的稳定。

2. 重视高血压的诱因

注意四季气温变化，着衣，饮食，居室温度，也是保证血压稳定预防脑出血的重要一环，如随天气变化增减衣服，注意防寒暑，饮食营养全面，膳食科学合理（低糖、低盐、低脂），蔬菜、水果、维生素、矿物质不可缺少，适量蛋白质，居室内应保持空气新鲜，常通风换气（冬季要保持一定的温度和湿度）。外出时备好防寒衣物，风雪天气最好在室内活动等均能控制诱因，减少发病。

3. 养成良好的生活习惯，戒除烟酒不良嗜好，生活规律，按时起睡，有利于血压稳定。

4. 加强修养，遇事冷静不激动，保持心态平和，情绪稳定。

5. 防止过度的劳累，不要长时间地读报、写作，或做家务劳动。

6. 坚持体育活动，根据个人体质，选择适当活动促进周身血液循环，增强体力。

7. 脑出血病人应防再出血，一旦高血压老人出现语言障碍、头痛、脑胀等原有的症状，可能是脑出血后再出血，应迅速呼120抢救治疗。

（四）脑出血家庭如何急救

当家庭发现病人有脑出血症状时，应迅速呼120及时抢救，但在120未到来时，不能等待，要立即做好下面几个事。

1. 将病人平卧在地板上（铺被褥），头部抬高偏向一侧，便于呼吸道畅通，减少脑出血量；然后解开衣扣，放松裤带，摘掉假牙，用棉纱布等清除口腔内黏液。病人有痰可口对口地将痰吸出，特别注意的是，把住病人的头部，防止活动出血。

2. 如病人抽搐，打鼾，咬舌头，家属均应采取措施以防对身体的损伤。如病人抽搐，可用硬木筷子包上纱布条（或洁净白布条）塞到口腔里上下大牙之间，避免舌被牙齿咬伤或部分咬断；如病人打鼾声响亮，可将病人两侧下颌抬起即可缓解鼾声。

3. 注意观察病人的血压、呼吸、心率、脉搏、体温等，便于120医生到来报告。提示注意的是千万不要随意给用药。

4. 120医生到来后家属向医生讲明发病的时间、表现、原因、急救及护理等情况，便于医生迅速地对病人紧急抢救。

四、中老年人患牙周炎，防心脏病

美国专家研究提示，牙周炎是诱发心脏病的原因之一，患牙周炎的中老年人应引起注意，预防心脏病的发生。

（一）心脏病发作的几种症状

走路加快或上楼梯时出现心慌、气促、疲乏、口唇发青；晚间入睡后，突然出现胸闷、气促而惊醒坐起，开始咳嗽、气喘、咳出红色泡沫痰；在劳累、寒冷刺激、饮酒、情绪激动后，突然出现心前区发闷、发慌，有压榨感或心绞痛；患高血压、糖尿病、肾炎、慢性气管炎的老年人出现下肢浮肿，气促头晕，上述所出现的是先兆症状，患牙周炎的中老年人应有自我判断心脏病的能力，万万不可疏忽大意，应及时到医院检查治疗，以防意外发生。

（二）牙周炎诱发心脏病的原因

老年人多数患有牙周炎，患病后牙龈呈红色肿胀，咀嚼食物时牙龈出血，患严重牙周炎的老人，链球菌和病原体易经牙龈发炎溃疡处进入到血管使血液凝固，造成心脏缺血缺氧，诱发心脏病发作。

（三）重视口腔卫生保健

1. 防止牙龈出血：定期去医院除掉牙石，以防由于牙石堆积引起出血。坚持使用软毛的保健牙刷，克制饭后剔牙的不良习惯。

2. 饭后应及时刷牙：如没条件也要认真漱口，就会将塞进牙缝的食物残渣刷漱出去，还应注意吃纤维过多的食物如：芹菜、韭菜、白菜、粗粮等，应先将食物切成小块或小段，就会减少咀嚼次数或嵌进牙缝的机会。

3. 掌握科学的刷牙方法：牙齿是消化系统的重要组成部分，如果牙齿不健康，食物不经过充分咀嚼，就会影响食物的消化吸收，要保护好牙齿就要坚持早晚科学地刷牙。

正确的刷牙方法是：先外部，后里部，无论刷外部还是刷里部都要上下刷，刷上牙时往下刷，刷下牙时往上刷，最后刷咬合面，咬合面要划小圈刷，将上下四个咬合面划小圈刷干净，约 3 分钟，每天刷 3 次，特别要重视晚间饭后刷牙，如忽视，晚饭后不刷牙经过一夜睡眠，口腔里食物残渣细菌会腐蚀牙齿造成牙周炎及其他口腔疾病，所以，晚间刷牙比早晨刷牙更重要。

4. 牙具要专用：牙杯要经常煮沸消毒，牙刷每天要用热水烫，每次用后刷头要朝上插在牙杯里，保持干燥，清洁，防止细菌感染，传染疾病。

5. 不刮舌苔：有的老年人习惯刮舌苔，这是极不科学的。这样不仅容易引发炎症，被刮破裂处会给细菌可乘之机，还会减少或丧失味觉，对身体健康不利。

五、中老年人患慢性气管炎，防支气管哮喘

患上慢性支气管炎后，主要症状是咳嗽，咯痰，痰为白色泡沫样，早晚痰多，夜间不能卧睡，天寒时症状严重，年年发病，天暖时症状较轻，反反复复，一年比一年加重。如被细菌感染或其他复杂因素可引起发烧、痰多、支气管痉挛，影响正常通气，病人出现支气管哮喘，医学上称为哮喘型支气管炎，病人易出现心力衰竭。

（一）支气管哮喘的表现

开始病人流眼泪，流鼻涕，打喷嚏，接着病人出现咳嗽、胸腔憋闷、吐黄白色稠痰，呼吸困难，胸部可发出哮喘哨笛音，如将痰吐出后，喘息可停止，其他症状得到缓解。

哮喘重者，张口呼吸，全身出汗，加重了呼吸困难，病人出现心力衰竭，有生命危险。

（二）支气管哮喘的病因

引起支气管哮喘的病因有以下几点：

1. 食入过敏性食物，如鱼、虾、蟹、动物肝脏、肾脏等。

2. 接触了过敏原，如汽油、信那水、油漆、花粉、毛毯等。

3. 慢性支气管炎未能坚持服药治疗、有效控制或合并其他疾病。

4．病人饮水量少，痰黏稠，堵塞呼吸道，造成支气管狭窄。

5．疲劳过度，家务劳动时间过长或搬过重的家具易引起支气管哮喘。

6．精神、神经刺激，情绪激动，紧张，急躁等。

7．活动量过大，做激烈运动如跑步、练杠、打球、做俯卧撑等时间过长，运动量过大易引发潜在哮喘。

（三）怎样预防支气管哮喘的发作

1．查出过敏性食物，如肉类、鱼类、蔬菜类、海藻类，解除过敏状态，避免引发支气管哮喘。

2．防止接触过敏原，一旦发现过敏原，应避免接触以防引起过敏状态，如毛毯、化纤及酒精、信那水、油漆等装修材料，避免引发支气管哮喘。

3．防呼吸道感染，重视防病保健。尤其是春秋两季，老年人衣服要保暖，春季不可速减，秋季要速加，以防受寒，增强机体免疫力，预防呼吸道感染，避免引发支气管哮喘。

4．保持室内空气清洁，重视调节室内空气，防做饭炒菜时油烟气味污染室内。

5．活动适量，不做激烈运动，可走步，伸展上下肢，打太极拳等轻体育活动，并不能做重家务体力劳动，防止活动量大引发支气管哮喘。

6．重视治疗，坚持服药，防止合并症，及控制咳嗽、咳痰、炎症，防止引发哮喘的发作。

7．按时饮水；每日饮水 5—6 次，每次 50—100ml，可避免病人咯痰黏稠，易堵塞呼吸道造成支气管狭窄，诱发支气管哮喘。

（四）支气管哮喘在家庭发生时怎样急救

病人在哮喘发作时，由于支气管强度的痉挛状态，影响机体的正常呼吸功能，不能保证机体的通气，换气，易发生呼吸衰竭，造成严重缺氧、死亡。

应做到以下几点：

1. 减轻病人体力消耗

首先注意应减轻病人呼吸困难，减少体力消耗，如让病人坐在棉软的褥垫上，上身前弯，扶在叠起的枕上，这样可使横肌下降，肺活量加大，即可减轻病人的体力消耗及呼吸困难。

2. 敲背排痰

为让病人顺利排出气管内痰液，可在病人背部轻轻敲打。顺序应从下往上促进痰液的排出。（从颈椎开始敲至胸椎7—8节止，再从左至右，从右至左反复数次敲打，促使痰液迅速排出）

3. 抑制支气管痉挛

迅速服用茶碱类制剂（如氨茶碱等），可缓解气道阻塞状态，抑制支气管痉挛，保持呼吸道正常状态。

4. 增加体内水分

为防止病人痰液分泌黏稠，难以吐出，加深气管痉挛，应按时给病人补充水分，每隔1—2小时给水一次，每次50—100ml。

5. 拨打120

采取以上急救措施后，立即拨打120来进一步急救，医生到后由家属向120医务人员报告病人发病经过，以便进一步抢救治疗。

六、中老年人患糖尿病，防糖尿病危象

糖尿病危象是糖尿病的并发症，是患糖尿病人表现出的危急征象，如糖尿病酮症酸中毒和糖尿病昏迷。

（一）糖尿病危象的表现

1. 酮症酸中毒：在日常生活中饮食量突然增大，饮水量突然增多，小便次数频繁，体重减轻等症状比前阶段突然加重，如病人感到口干口渴. 需大量饮水，恶心呕吐，食欲不振，日夜尿量多，同时合并头疼，目眩晕睡，加重病人表现为呼吸脉搏次数加快，口腔中有腐烂的水果味，此时无尿或少尿，皮肤失去光滑、干涩，出现人事不知，昏迷的状态。

2. 高渗性昏迷：在中老年人中常见，50—75 岁发病较多，中老年人应特别引起注意。

（二）糖尿病危象的病因

糖尿病人在日常生活中饮食不当，疲劳过度，停用胰岛素、药物突然减量，外伤感染等，均易发生糖尿病危象——酮症酸中毒。

高渗性昏迷的原因：主要是糖尿病人体内血糖增高形成一种高渗性的状态，造成大脑供血不足，病人出现精神、神经症状，如恶心、呕吐、头痛、头晕、嗜睡、战抖、昏迷等，此现象出现，死亡率较高，据专家调查为 40%—70% 左右。

（三）怎样预防糖尿病危象的发生

糖尿病病人积极预防糖尿病危象的发生，是控制糖尿病病情发展的关键，应注意以下几点：

1．膳食合理

平日饮食应合理，一日主食量应在300—350g为宜，应食低糖的食物，多吃蔬菜或低糖水果补充维生素（蔬菜每日300—400g，水果150—200g），要食用豆油、花生油、香油等，忌食脂肪食物（每日20—25g），少食用高胆固醇食品，如蛋黄、肥肉、动物内脏等。矿物质类不可缺少，如：核桃、芝麻，硬壳类海产品等均有利于糖尿病人身体健康。

2．防止感染

糖尿病人极易并发感染，如疮疖等皮肤化脓性感染常见，有时反复发生，有的糖尿病人引起败血症或脓毒血症。皮肤真菌感染也常见，如体癣、甲癣、足癣。肺结核的发病率较非糖尿病人高，病情发展扩散得较快，易形成空洞，所以糖尿病病人要注意个人卫生，防止体内发生感染，平日保持身体皮肤清洁，勤换内衣，防止外伤感染。

3．不能突停胰岛素

对糖尿病人，经医生同意使用胰岛素治疗者不能随意停用胰岛素或不合理减少药量，否则均可引发糖尿病酮症酸中毒。

4．适当参加体育锻炼（防止过劳）

每天坚持散步、打拳、做操等小运动量活动，防止疲劳与过度劳累。参加近郊旅游，既有利于情绪改善，又有利于糖尿病病情的稳定。

5．心胸开阔、保持乐观

控制急躁、好怒的情绪，遇事与家人共商，防止大吵大喊，影响病情稳定。

6. 戒酒戒烟

糖尿病人要严格限制饮酒及吸烟，饮酒会加重肝脏解毒功能的负担，使胰腺分泌的消化酶和胰腺液成分发生改变，可导致胰腺内蛋白质过分浓缩，堵塞胰腺导管，形成胰腺结石；此外，还能降低抵抗力，使病情加重引发酮症酸中毒。吸烟可使血糖升高，应彻底戒除。

7. 注意有规律的生活

每日按时起居睡眠，用餐服药，活动，养成良好的生活习惯等，是预防糖尿病危象的关键。

（四）糖尿病危象家庭如何抢救

在家中发现糖尿病危象出现，万万不可轻视，应及时打120，送往专科医院抢救。呼120后家属应事先作好以下处理：

1. 为防止病人呼吸困难，保持呼吸畅通，病人应平卧将头偏向一侧。

2. 为防止口腔干燥，给病人饮用温开水，不可饮用糖类的饮料。

3. 家属首先测脉搏、呼吸、体温，有血压计的也可测血压，为病人在入院前掌握初步情况。

4. 120到来后，家属向医生作详细介绍关于病人发生危象的表现，为病人紧急抢救提供初步资料。

七、中老年人患冠心病，防急性心肌梗死

冠状动脉硬化后，管腔变窄，血流量减少，血液到狭窄的血

管处流动较慢，易凝成血块使血管堵塞，造成供应心肌的血液全部中断，心肌缺血得不到营养而坏死。这就是急性心肌梗死发生的机理。

（一）急性心肌梗死的表现

冠心病病人心绞痛剧烈、胸部疼痛时间长、血压下降、大汗淋漓、心跳气短、恶心呕吐、颜面苍白、四肢发凉、有死亡恐惧感、烦躁不安、疼痛可放散到左肩左臂，口含硝酸甘油不缓解、发热。

心绞痛病人疼痛时间一般不超过 10 分钟，舌下含硝酸甘油后 3 分钟可缓解。如含服无效，过了 3 分钟再含服一次。如连服 3 次，仍然无效，应考虑到有可能发生心肌梗死。另外，发作频繁的心绞痛易发生心肌梗死；在心绞痛发作时又突然加重疼痛、全身冷汗，此时应考虑是否发生了心肌梗死。应引起家庭高度重视，做到早发现，早抢救，以免发生意外。

（二）急性心肌梗死的病因

1. 食量过多，约有部分发病者在饭后发生，特别是食入大量高脂肪、高胆固醇、高热量食物，而诱发心肌梗死。

2. 活动量大，锻炼时间长、活动量大，造成过度劳累，是引发心肌梗死的又一因素。如一老同志晨练时用猛力为秧歌队打大鼓，用力过猛突然大汗淋漓，心率加快，脸色苍白，经抢救无效患心肌梗死。（猝死）

3. 便秘，在排便的过程中，由于用力憋气很可能诱发疾病。如患冠心病的老人，由于排便时腹腔压力升高，严重影响血液循环，使血管障碍，造成心肌缺血，诱发心肌梗死。

4. 情绪激动，遇事急躁、不冷静，大发脾气，遇喜事过度兴奋，情绪激动，造成心肌急性缺血，诱发心肌梗死。

（三）怎样预防急性心肌梗死

冠心病人除对上述病因应引起注意外还应特别注意以下几点：

1. 平时坚持治疗，按时服药特别是控制室性早搏。

2. 注意观察表现，防止心室颤动的发生。

3. 重症频繁的室性早搏，应遵医嘱坚持长期服用抗心律失常药物。

4. 长期备药，冠心病人出外或在家中应备有急救药物，如：急救盒、速效救心丸等。

（四）急性心肌梗死家庭如何抢救

家庭成员如遇家中老年人确认是急性心肌梗死（出现心脏骤停），要立即进行就地抢救（不要等 120 来）。常用的紧急抢救方法有拳击法、人工呼吸法，胸外心脏按摩法。

1. 拳击法

让病人平躺在硬床或硬板上，家人急救者用拳头猛击病人的胸前区 2—3 次，这几拳很可能起到救命的作用，如无效可再在病人胸前区拳击 2—3 次，如两次拳击都无作用，应立即进行胸外心脏按摩。（见第三章突发心肌猝死的家庭紧急抢救图）

2. 胸外心脏按摩法

家人急救者跪在病人的一侧，将两手摞在一起，将掌根部放在病人的胸骨下方，用两臂的力量下压病人的胸廓一压一松（压时胸廓下陷、松时胸廓又隆起），这样反复地进行每分钟 60 次。按摩不能快压快松，应有规律（一压一松，手掌不离胸部），按摩心脏 4 次时应做一次口对口的人工呼吸（最好是由另外一个人做人工呼吸），胸外心脏按摩与人工呼吸应交替进行，两者的频率为1:4（人工呼吸1次后，胸外心脏按摩4次）。（见第三章突发心肌猝死的家庭紧急抢救图）

3. 口对口人工呼吸法

家人急救者一只手抬起病人的下颌，另一只手捏住病人的鼻子，急救者深深吸一口气后，口对着病人的口用力吹气，吹完气，立即松开捏住的鼻子，让气呼出来，有节奏地每分钟进行14—16次。最好是由两个人抢救，一个人作人工呼吸，另外一个人作胸外心脏按摩，这样就可救活急性心肌梗死的病人。（见第三章突发心肌猝死的家庭紧急抢救图）

八、中老年人患胃下垂，防急性胃扩张或胃扭转

胃下垂是胃的位置异常，比正常人下窜了。一般人的胃，底部应与肚脐平处，如患了胃下垂可达到骨盆处，更重者可直达骨盆腔内。此病多发于体弱无力或饱食后活动量大的老年人。是中老年人的常见和多发的疾病。严重者可发生急性胃扩张或胃扭转。

（一）急性胃扩张或胃扭转的表现

由于胃下垂后，胃的分泌功能降低，蠕动较慢，造成上腹部疼痛不适，食欲不振，有恶心呕吐感；直立时昏迷、血压下降，此时胃腔极度垂长，蠕动缓慢，腹腔疼痛，腹肌控制无力，易发生急性胃扩张或胃扭转等紧急的危及生命的症状。

（二）胃扩张或胃扭转病因

中老年人由于胃的功能发生衰退，固定胃的韧带及腹部的肌肉比青壮年时易松弛，横膈肌的肌力不强，腹内压下降，易发生胃下垂，长时期胃下垂造成胃腔垂长无力，蠕动功能减弱，腹肌失去控制力，发生急性胃扩张或胃扭转，如不及时去医院抢救，有生命危险。

（三）怎样预防急性胃扩张或胃扭转

1．适量加强腹肌锻炼，增强腹肌张力。

2．注意饮食调理：每餐少食，最好一日四餐，餐后仰卧20—30 分钟，保护胃部以防直立胃下垂。

3．防止疲劳过度：每日活动和家务劳动要适度，不提取或搬移重物，以防引发急性胃扩张和胃扭转。

4．控制胃下垂

遵医嘱服用加强助消化或增强胃蠕动的药物，使食物在胃里消化得快。

5．纠正不良习惯

日常生活中注意纠正不良习惯，饭后不要立即松裤带或走步，以防胃迅速下降，造成急性胃扩张或胃扭转。

6．防止胃下降，固定胃部

平日注意保护好胃部，可用人工方法将胃固定，如：用柔软的棉垫或用加宽的腰带加固在胃的下部，以防胃下垂引发急性胃扩张或胃扭转。

7．根据症状治疗

对胃下垂治疗，多采用对症治疗方法，就是出现什么症状，即用什么药，如：腹部胀痛可用助消化类或止痛药物。

8. 平日注意观察病情

如发现胃下垂转为急性胃扩张，胃扭转等症状，应及时去医院手术处置，千万不可忽视。

九、中老年人患胃炎，防胃溃疡

多数病人患胃病史已久，如胃酸过多、食后胃胀、胃疼、胃黏膜形成炎症。由于长时间患病未及时治疗，致使胃黏膜炎面扩大加重形成溃疡，就餐后疼痛。尤其食粗糙食物更加重疼痛，胃形成溃疡面严重造成胃穿孔，有生命危险。

（一）胃溃疡的表现

绝大多数病人有多年的胃病史，如日常胃酸过多，食后胃胀、胃痛、打嗝等，出现溃疡症状后加重胃炎症状如：持续上腹部疼痛有烧灼感、胀感加重，特别是食了刺激性食物后（如大蒜、大葱、辣椒、酸性食物）上腹部有刺激感，烧热感，食欲不好，病人体力逐渐下降。

（二）胃溃疡病的病因：

其主要原因有以下几点：

1. 老人胃炎病史时间较长，有的几年或十几年前已经出现胃炎症状，没有引起足够重视，未得到及时治疗，因而加重病情，由一般炎症出现了溃疡。

2. 忽视饮食卫生保健，平日喜食硬食、黏食、烫食或粗糙食物等，均有损于胃黏膜。

3. 晚餐过晚，食量过大，不仅影响消化吸收，还易损害胃黏膜及心脏。

4. 感冒、慢性气管炎引起的剧烈咳嗽均是胃溃疡的诱发因素。

（三）怎样预防胃溃疡

1. 注意饮食保健，如不暴饮暴食、不吃硬块及粗糙渣滓多的食物或脂大、盐多、辛辣、过黏的食物。

2. 不用化学调味品，如防腐剂、填加剂、各类色素等。

3. 避免酒精、烟草刺激。如：不饮高度白酒或长期吸烟，以免损害胃黏膜，影响胃肠的功能。

4. 久咳、剧烈咳嗽应积极治疗以免诱发胃溃疡。

5. 防止药物刺激胃黏膜。

服药应遵医嘱，不服用对胃黏膜有刺激的药物，更不要将已有胶囊的有刺激粉剂打开服用，以避免损害胃肠黏膜。

6. 少食冷饮、不食冰冷或烫食，保护胃黏膜。

7. 晚餐不可过晚，不可过饱，以七成饱为宜，以免影响消化吸收增加胃肠负担。

（四）胃溃疡疼痛发作在家庭中怎样急救

1. 病人要安静坐在有靠背的椅子或沙发上，不要紧张、烦躁、要有信心能治好。

2. 暂时禁食，以免加重疼痛。

3. 服用保护胃黏膜药物及止痛药物，减轻疼痛。

4. 局部热敷，用热水将毛巾浸湿敷在胃部（上腹部）以减轻疼痛。

5. 观察病情，注意老人疼痛程度及体温、脉搏、血压、呼吸等的变化，及疼痛状况。

6. 经以上处理病情不好转，疼痛加重者伴有恶心呕吐，上腹部持续剧烈疼痛，应考虑到胃穿孔，应及时拨打 120 前来急救，以防病情加重危及生命。

十、中老年人患肾脏疾病，防肾衰竭

中老年人肾脏功能逐渐降低，如肾动脉及肾脏内的中动脉、小动脉存在不同程度的硬化，致使血管逐渐地不同程度地堵塞，影响血液在血管内的流动，造成肾脏缺血，极易出现肾功能衰竭或尿毒症，有生命危险。

肾功能衰竭还有其他原因，如感冒发烧、呼吸道感染、泌尿系统感染、肾炎、糖尿病性肾病、肾肿瘤、药物中毒等。均可发生肾功能衰竭。

（一）肾功能衰竭的表现

由于肾脏的血管硬化，造成局部供血不足，如：出现急性肾功能衰竭，病人有少尿或无尿的现象，病人表情紧张。有的病人病情进展较慢，几年或更多年后出现慢性肾功能衰竭。

（二）肾功能衰竭的原因

随着年龄的增长，老年人肾功能每年逐渐在减退，并易造成肾功能衰竭，其原因有如下几点：

1. 尿路感染：老年人感染的发病率较高，女性比男性高，急性肾盂肾炎和慢性肾脏疾病，易引发老年人肾功能衰竭。

2. 药物伤肾：据专家调查，老年人患急性肾功能衰竭和慢性肾功能衰竭者，是由于药物损害肾脏所致，如链霉素、卡那霉素、庆大霉素、先锋霉素1号，磺胺和止疼药物等。

3. 老年性动脉硬化：老年人的肾功能随着年龄的增长不断下降。如肾动脉及肾脏内的中小动脉硬化的程度也在逐渐发展，因而使血管不同程度地堵塞，影响肾脏血液循环。严重的造成肾脏缺血，即可发展为肾功能衰竭。

4. 有毒肾的物质：如含碘的造型剂及生物毒素（蜜蜂毒、蛇毒、鱼胆毒等）均易引发老年人的肾脏功能衰竭。

5. 肾脏疾病：（实质性的）如急慢性肾炎、尿毒症、糖尿病合并肾病、肾结石、肾癌等均能损伤肾脏，引起老年人的肾脏功能衰竭。

6. 心脑血管疾病，特别是高血压易损害肾脏。

（三）怎样预防肾功能衰竭

1. 摄入蛋白质不过量：蛋白质的代谢产物须经过肾脏排出，如日常饮食中使用蛋白质过多，即可增加肾脏的负担。老年人每日应摄取蛋白质70—80g为宜。

2. 摄入钠盐不过量：食盐过量易引发肾小动脉硬化，老年人的每日食盐量以4—5g为宜，患高血压、肾病的老年人以3g为宜。

3. 饮用足够的水：每日饮用足够的水可大大减少肾脏疾病的发生。老年人每日饮水量应保持在1 500ml上下为宜。

4. 慎用损肾脏的药物：有病在医生的指导下用药，自己不要乱用药，防止肾毒性药物损害肾脏。

5. 注意保暖及防寒：寒冷易损害肾脏及诱发肾炎，严重时可导致肾脏的血液循环受阻。老年人应注意保护好肾脏，天凉了要及时穿好背心，特别是秋、冬季做好腰部保暖，防止肾部受凉及受潮湿。

6. 注意防止感染：做好个人卫生，常洗澡换内衣，特别要保持下身的清洁，防止泌尿系统感染。此外，预防上呼吸道感染十分重要，如扁桃腺炎、咽炎、口腔炎症等，均有诱发肾炎的可能，并可影响肾脏的血液循环及血液供给。

7. 患高血压的老人，应坚持服降压药，控制血压上升，避免损害肾脏，影响肾功能。

8. 坚持治疗肾脏病，按时服药，注意肾脏保健，防止加重病情。

9. 可用栗子治疗肾亏。

患肾病的老人，每日早晨坚持食用3—4个栗子可治疗老年肾亏、小便频繁并有补肾作用，但不可食用过多，造成消化不良。

第四部分
中老年人常见心脑血管急症的紧急处理方法

老年人在家中一旦发生急病，老人及其家属应立即采取正确的紧急抢救措施，对于及时抢救病人的生命至关重要。现将易发生的急症及紧急处理方法简介如下：

一、心力衰竭

老人原有风湿性心脏病、冠心病、高血压性心脏病、肺心病等。病人突然出现胸闷，胸部有压抑感，呼吸困难，张口喘气、鼻翼煽动，此时家属应让病人立即休息，周围环境安静，取半坐位，两脚下垂。可给服用强心药、安定，止喘药等，但不能随意给其他药物，经过以上紧急处理，立即呼 120 尽快送医院救治，防止意外。(见图 1)

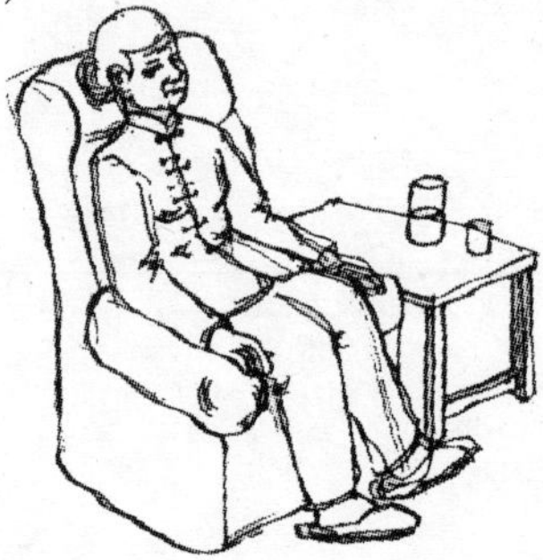

图 1　病人取半坐位，两脚下垂

二、心绞痛

患冠心病的老人极易发生心绞痛，大多在过度劳累、情绪激动，悲伤气愤、身体受寒、吃得过饱、饮酒过量、吸烟时突然发生，发病时胸前区有阵发性疼痛，约持续 1—5 分钟，此时要就地安静休息并在舌下含硝酸甘油 1 片，如不缓解，再含 1 片送医院检查治疗防止意外。(见图 2)

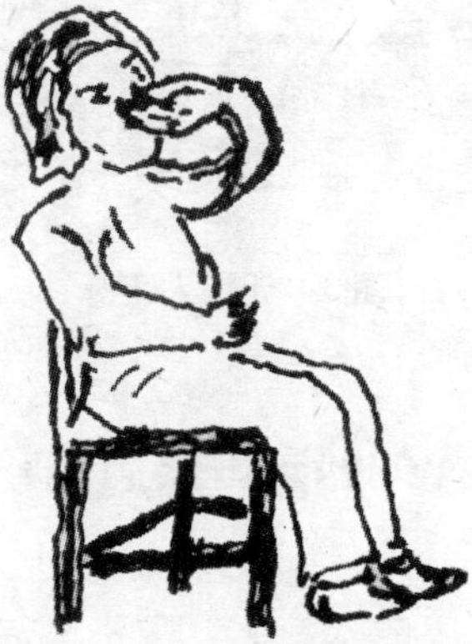

图 2　舌下含服硝酸甘油一片

三、急性心肌梗死

患者原有冠心病，由于心脏严重缺血缺氧突然心前区发生持续性剧烈疼痛，脸色苍白出冷汗，烦躁不安、全身无力、跌倒昏厥。或原有心绞痛加重，此时应立即让病人平卧，给病人舌下含服消心痛片 10 毫克或 3—5 粒救心丸，如发生猝死，应立即进行心肺复苏术，并呼 120 进行急救，千万不要抬着病人乘公交车以防延误病情，如心跳骤停发生猝死，应立即进行心脏复苏急救。（见图 3）

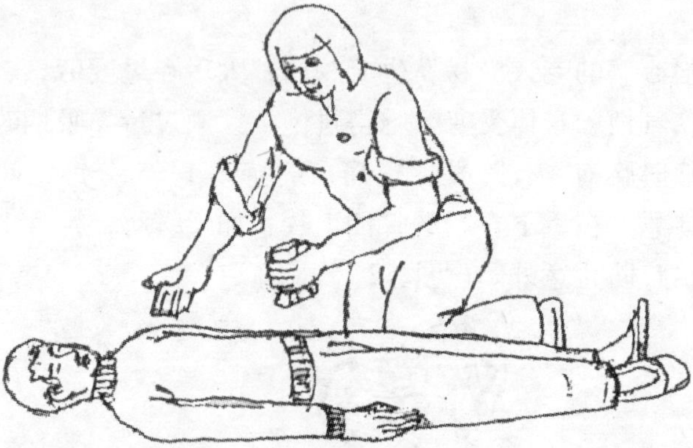

图 3　让病人平卧

四、突发心脏猝死的家庭紧急抢救

猝死是老人意外地突然死亡，病程短促，有的人在数秒钟，也有的人在 24 小时内，大部分病人死于家庭、商场、街上或在送往医院的途中，很少死于医院内。

猝死的原因大多由心脏病引起的。也可由呼吸、消化、神经系统等疾病或过度兴奋、生气、劳累、运动量过大，吸烟、大量饮酒等原因引起。

猝死的症状：有的病人无任何症状突然发病，晕倒在地，意识丧失而猝死。心跳骤停的依据是突然意识丧失、呼吸停止；触不到颈动脉、股动脉等大动脉的搏动；测不到血压，双侧瞳孔散大；对光反射消失等。

根据上述情况，应立即进行抢救，不要犹豫等待 120 到来，要分秒必争，不要搬动病人，应就地抢救，使病人很快地恢复心、肺、脑功能，保护大脑免于缺血，因为循环停止 4—6 分钟就会发生脑死亡，就是保住生命也可能成为植物人。

紧急抢救措施按四个步骤具体方法如下：

第一个步骤，疏通呼吸道：病人昏迷后下颌松弛，舌根部后坠压迫咽壁，易阻塞呼吸道，要将病人身体放平，仰卧在木板床上或地板上，头尽量往后仰，提起病人的下颌，颈略向前弯，防止舌后坠，堵塞呼吸道，然后将病人口中痰和分泌物吸出。（见图 4）

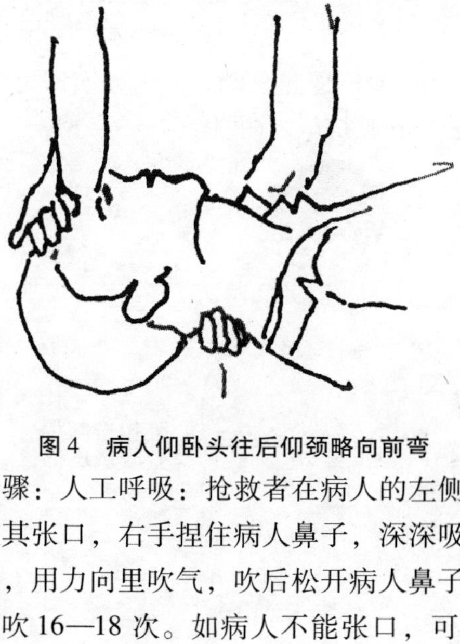

图 4　病人仰卧头往后仰颈略向前弯

第二个步骤：人工呼吸：抢救者在病人的左侧用左手提起病人的下颌，使其张口，右手捏住病人鼻子，深深吸一口气后，和病人口对口地，用力向里吹气，吹后松开病人鼻子，使病人自动呼吸，每分钟吹 16—18 次。如病人不能张口，可用口对鼻吹气（可配合心脏挤压）。（见图 5）

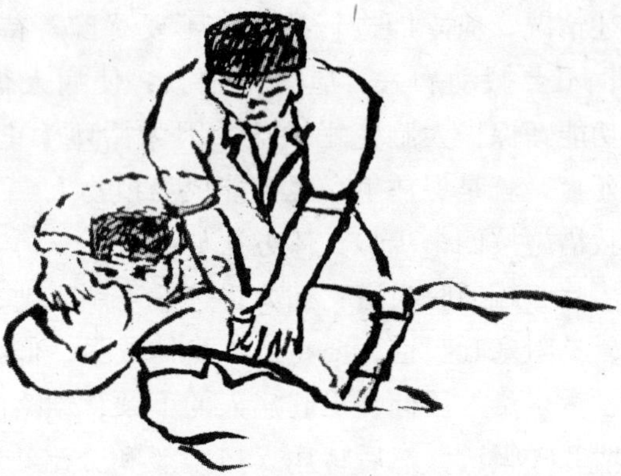

图 5　人工呼吸配合心脏挤压

第三个步骤心脏叩击，先在病人的胸前区用拳头叩击数次（力量要均匀）如心脏刚停止跳动，扣击数次即可使心脏恢复跳动。如无效可进行心脏挤压。（见图 6）

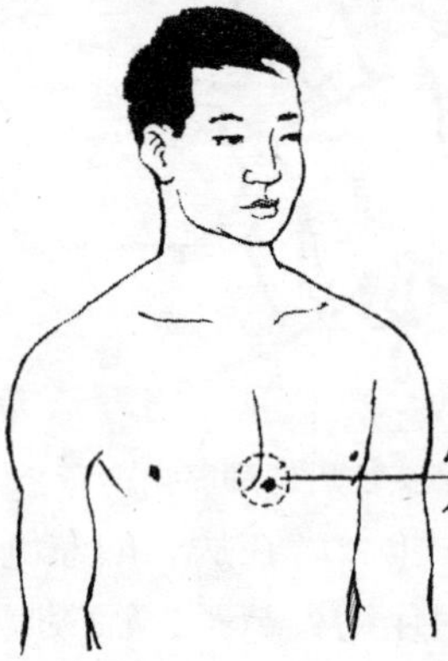

图 6

第四个步骤心脏挤压（心脏按摩），抢救者在病人的左侧，用右手掌按在病人胸骨正中下段 1/3 处，左手再压在右手背的上面，两上臂伸直，用力垂直向下挤压胸骨，使胸骨下陷 3—5cm，挤压每分钟 60 次左右，要与人工呼吸配合进行，如每挤压 5 次

吹气一口。(见图 7)

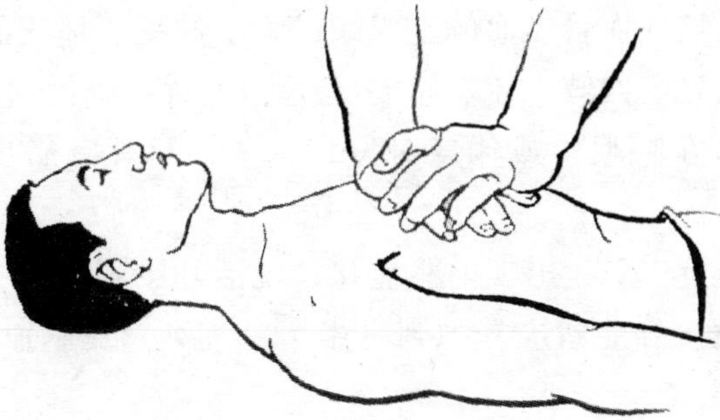

图 7　心脏挤压方法

抢救有效的标准:

在病人的动脉能触到搏动:病人表现为面色红润,放大的瞳孔有所回小,病人有自主的呼吸,意识有所恢复,心音存在。

经以上处理后应急呼 120 将病人送医院进行治疗,家属向医生详细报告病情及处理经过。

五、脑血管病急救

脑血管病有出血性的如脑溢血、蛛网膜下腔出血及缺血性的。(如脑栓塞、脑血栓)

(一) 脑缺血性急病

1. 脑栓塞:原脑部血管没病,是脑部以外的栓子随着血管流到脑部,血管栓塞后出现症状。患有心肌梗死,先天性心脏病、骨折等均易发生脑栓塞。

2. 脑血栓:脑血栓是缺血性脑血管病,是由于脑动脉硬化,管腔内膜增厚变粗,造成管腔狭小,血流速度变慢,血液黏稠等使凝血因子在血管里聚集成块状，形成栓子，堵塞了血管，使血流不畅通，造成血管供血的脑组织缺血、缺氧、坏死出现症状。如：出现头昏、四肢麻木、全身无力、短暂性脑缺血等前驱症状，本病多在睡眠中或休息时发病，或在早晨醒后出现失语、偏瘫。

当家人发现老人出现前驱症状，说话吐字不清、肢体麻木、一时性脑缺血等症状应考虑到是患了脑梗死。（脑血栓、脑栓塞）

（1）应立即让病人仰卧安静休息，控制紧张情绪。

（2）注意保持呼吸道畅通，打开领扣、裤带，摘掉假牙使头偏向一侧，将身体放松。

（3）注意身体保暖、防止受寒。

（4）经处理后，立即呼120送医院救治。

（5）送病人到医院后，家属应向医师说明发病过程等情况便于医生及时救治。

（6）由于脑血栓形成病情较慢，病人易出现昏睡，家属不要急躁。

（7）病人清醒后，情绪易激动烦躁、悲观，应安慰病人、心情舒畅、乐观开朗，对疾病早日恢复大有益处。

（8）病人病情安稳后，家属遵医嘱帮助病人进行肢体功能锻炼，使早日康复。

（二）脑出血性急病

1．脑溢血：脑溢血俗称脑出血，常见的病因是高血压和脑动脉硬化，而高血压又常是引起动脉硬化的原因，所以脑出血主要来自高血压。发病前病人有头痛、头昏等前驱症状，突然昏倒在地，家属应及时抢救。

（1）首先应保持病人安静，不要呼叫病人或摇动病人的头和身体，尽量不要搬动，因为在搬动的过程中头部易受震动和颈部过度扭转，都容易引起新的出血而发生危险。

（2）病人的头部要垫高些，并稍后仰，头偏向一侧保持呼吸道畅通，头颈不可向前倾斜，防止局部血管受压，造成水肿，可用冷毛巾敷在头部，防止脑血管继续出血。

（3）擦去病人口腔内呕吐物和分泌物，摘掉假牙保持口腔清洁，防止呕吐物进入气管，引起吸入性肺炎。

（4）如病人全身性或局部性抽搐，由于脑出血产生脑水肿或血肿，使颅内压增高，要按压针灸穴位在“人中”（位于上口唇与鼻部1/3处）、“合谷”（位于拇指与食指中凹陷处上五分）、“内关”（位于腕关节掌侧横纹正中2寸，两筋之间）。（详见第五部分）

（5）病人在发病24小时后，给流质饮食，如牛奶，蛋花汤、豆浆、二米粥、鸡汤、水果汁等，如进食有困难的病人可给鼻饲，一天给流食2 000ml即可，以每顿少食，一日多餐为原则。

（6）要处理好小便，保持床铺干燥，以免病人受潮湿。

2. 蛛网膜下腔出血：蛛网膜下腔出血，在老年人中多见，因动脉硬化，致使动脉中层缺陷管壁脆弱无抗力所引起，破裂处常见于脑底动脉环之前半部前交通动脉，还有颈内动脉与后交通动脉连接处，再有是大脑中动脉分支处，血管破裂后出血，血液流入蛛网膜下腔而急剧发病。

（1）出血后表现为突然剧烈头痛、恶心、呕吐、头昏、烦躁不安、发热。老年人发病症状不明显而有意识障碍，有些病人有精神症状，如摔东西、打人，有的偏瘫。这是由于出血引起脑水肿、压迫脑组织造成的。

（2）抢救方法与脑溢血相同

第五部分
中老年人常见病按揉穴位缓解法

一、神经系统常见病

1. 前头痛

按揉穴位：印堂、睛明、太阳（以上穴位每次可取 2 个交替按揉）。

（1）印堂

穴位：两眉正中（见图 1）。按揉方法：用食指先顺时针，后逆时针，每次 5—10 分钟，一日 2—3 次。

（2）睛明

穴位：内眼角内一分处（见图 1）。按揉方法：双目直视，用拇指先顺时针，后逆时针，每次 5—10 分钟，一日 2—3 次。

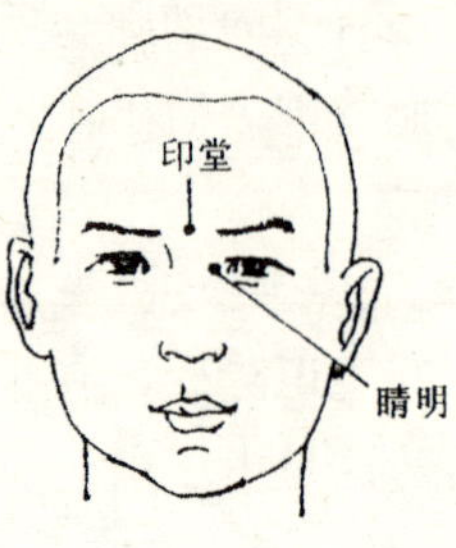

图 1

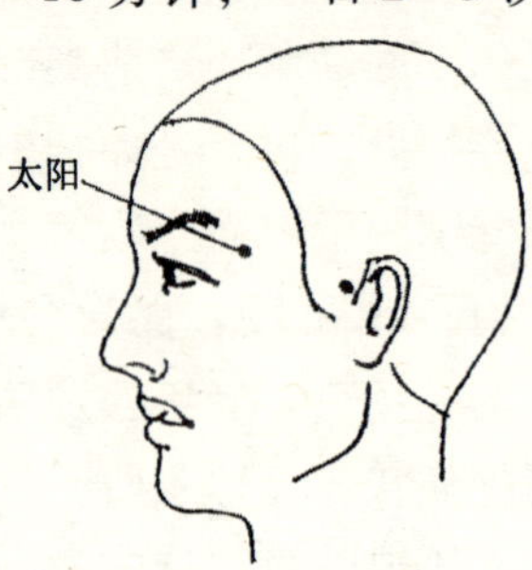

图 2

（3）太阳

穴位：眉梢与外眼角中间向后一寸凹陷处（见图2）。按揉方法：闭双目，用双拇指同时按揉两侧太阳穴5—10分钟，一日2—3次。

2．偏头痛

按揉穴位：头维、太阳、风池、合谷（以上穴位每次可取2个，交替按揉）。

（1）头维

穴位：于鬓角上入发际5分处（见图3）。按揉方法：用拇指先顺时针按揉2—5分钟，后逆时针按揉2—3分钟。

（2）太阳

穴位：眉梢与外眼角中间向后一寸凹陷处（见图3）。按揉方法：闭双目，用双手拇指同时按揉两侧太阳穴5—10分钟。

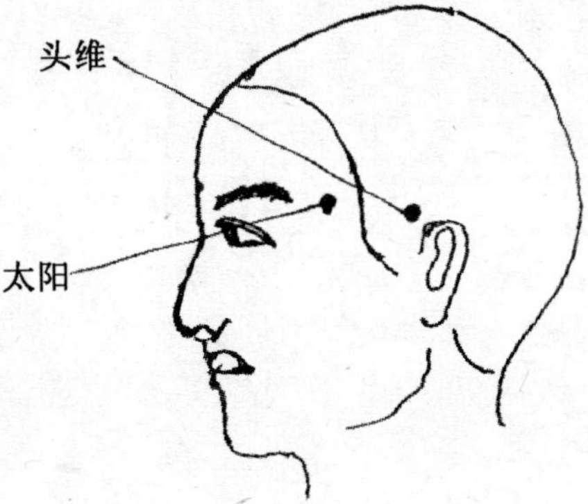

图3

（3）风池

穴位：乳突后一寸半凹陷处（见图4）。按揉方法：用双手拇指先顺时针按揉5—10分钟，后逆时针按揉5—10分钟。

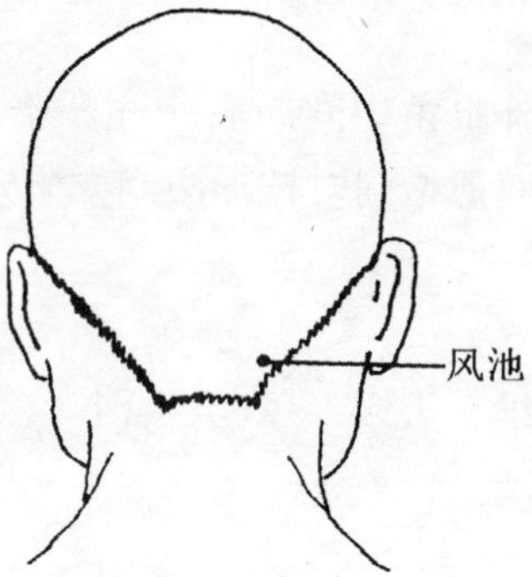

图4

（4）合谷（又名虎口）

穴位：第一、二掌骨之间，近第二掌骨缘中点（见图5）。按揉方法：按揉左侧时用右手拇指，按揉右侧时用左手拇指（稍用力），每次10—15分钟，一日2—3次。

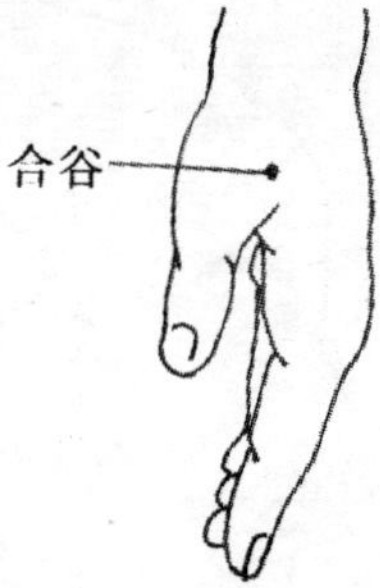

图5

3. 头顶痛

按揉穴位：百会、涌泉（以上穴位，每次可取2个交替按揉）。

（1）百会

穴位：两耳间连线的中点处（见图6）。按揉方法：用两手中指轮换按揉5—10分钟。

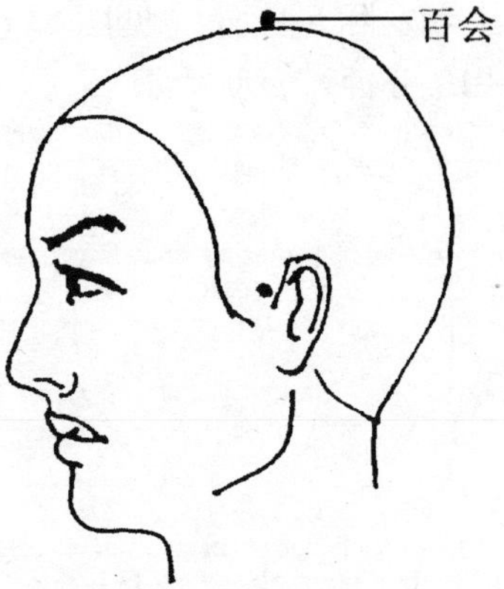

图 6

（2）涌泉

穴位：脚掌中心凹陷处（第二、三跖骨之间）（见图 7）。

按揉方法：用两手拇指轮换按揉 10—15 分钟。

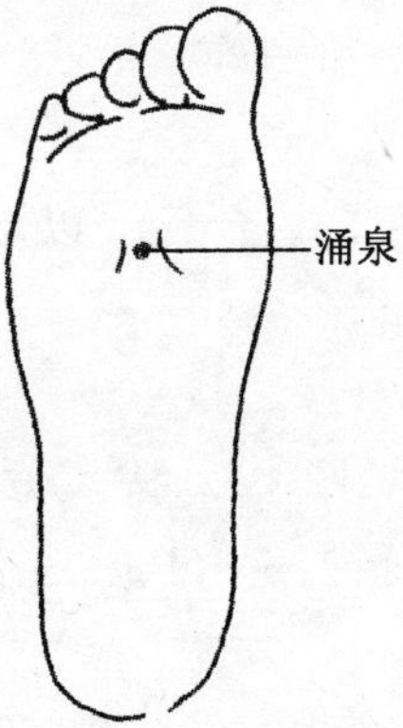

图 7

4. 后头痛

按揉穴位：哑门、风池、合谷（以上穴位每次可取 2 个交替按揉）。

（1）哑门

穴位：颈后正中入发际5分处（见图8）。按揉方法：用两手中指交替按揉5—10分钟。

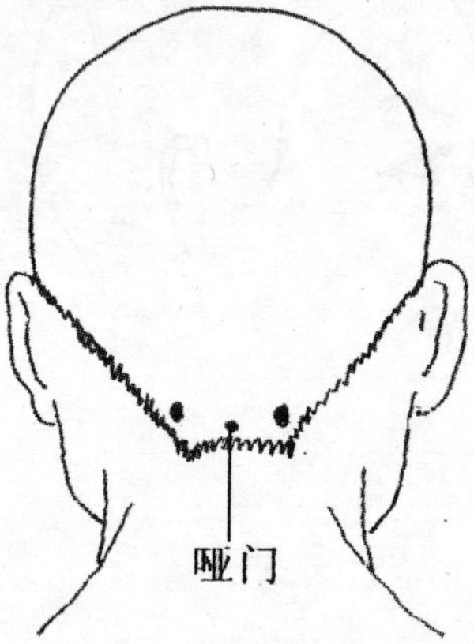

图8

（2）风池（见上文“偏头痛”部分）

（2）合谷（见上文“偏头痛”部分）

5. 全头痛：

揉压穴位：印堂、哑门、合谷（以上穴位，每次可取2个，交替按揉）。

（1）印堂

穴位：两眉正中（见图1）。按揉方法：用食指先顺时针，后逆时针，每次5—10分钟，一日2—3次。

（2）哑门

穴位：颈后正中入发际5分处（见图8）。按揉方法：用两手中指交替按揉5—10分钟。

（3）合谷

穴位：第一、第二掌骨之间，近第二掌骨缘中点（见图5）。按揉方法：按揉左侧时用右手拇指，按揉右侧时用左手拇指，交替按揉5—10分钟。

6. 神经衰弱（失眠）

按揉穴位：医明、神门、内关、三阴交（以上穴位，每次可取 2 个交替按揉）。

（1）医明

穴位：医风后 1 寸（乳突下缘）（见图9）。按揉方法：用双手食指同时按揉两侧医明穴 5—10 分钟。

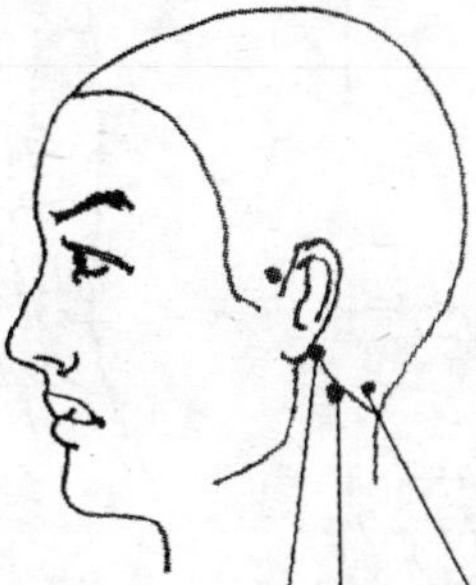

图 9

（2）神门

穴位：腕关节小指侧，掌后横纹头凹陷处（见图 10）。按揉方法：按揉左手神门穴可用右手拇指，按揉右手神门穴可用左手拇指每次 5—10 分钟。

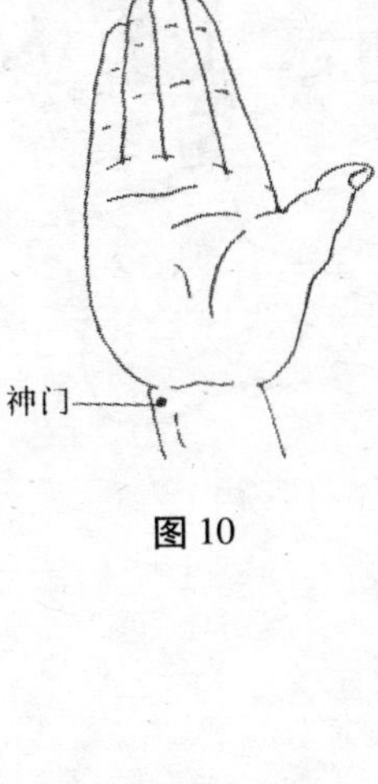

图 10

（3）内关

穴位：腕关节掌侧、横纹正中上 2 寸，两筋之间（见图 11）。按揉方法：按揉左侧时可用右手拇指，按揉右侧时可用左手拇指，每次 5—10 分钟，一日 2—3 次。

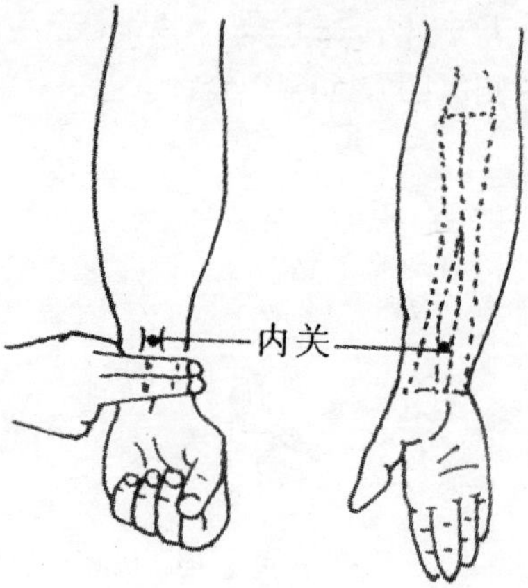

图 11

（4）三阴交

穴位：内踝尖上 3 寸，胫骨缘（见图 12）。按揉方法：按揉左侧时可用右手拇指，按揉右侧时可用左手拇指，每次 5—10 分钟，一日 2—3 次。

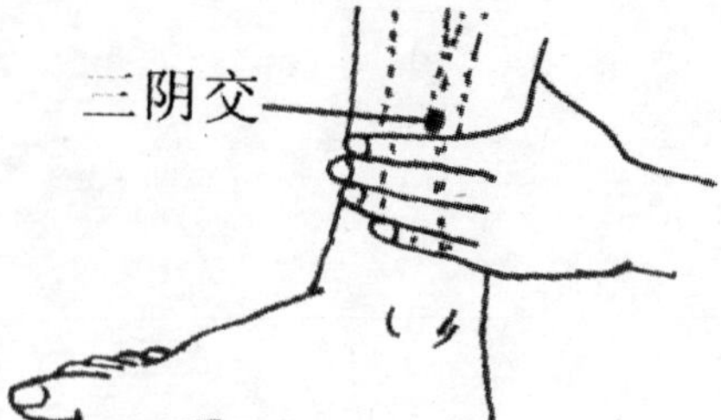

图 12

7. 膈肌痉挛

按揉穴位：内关、中脘、公孙、后溪（以上穴位每次可取2个交替按揉）。

（1）内关

穴位：腕关节掌侧，横纹正中上2寸，两筋之间（见图11）。按揉方法：按揉左侧可用右手拇指，按揉右侧时可用左手拇指，按至缓解痉挛为宜。

（2）中脘

穴位：脐上4寸（即剑突与脐中间部位）（见图13）。按揉方法：用双手中指交替按揉，每次5—10分钟，或至缓解痉挛为宜。

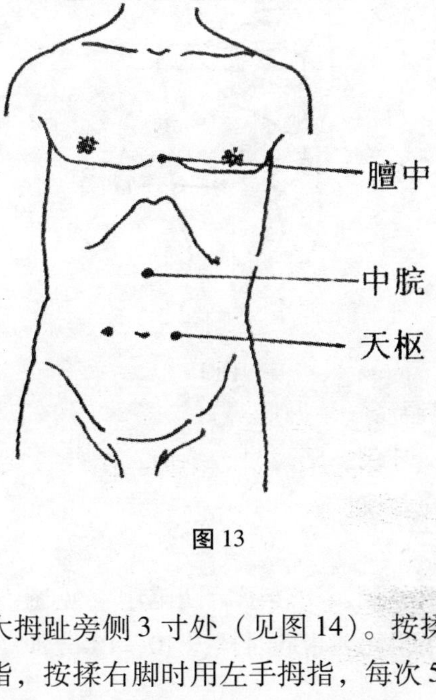

图13

（3）公孙

穴位：于大拇趾旁侧3寸处（见图14）。按揉方法：按揉左脚时用右手拇指，按揉右脚时用左手拇指，每次5—10分钟，或至缓解痉挛为宜。

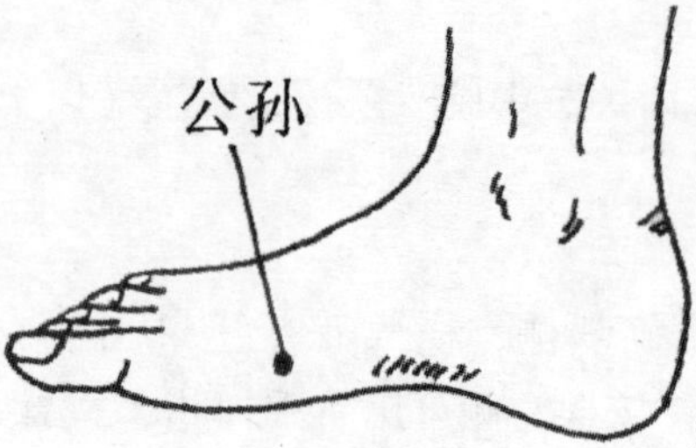

图 14

（4）后溪

穴位：轻握拳，第五掌骨小头，掌横纹头处赤白肉际（见图 15）。按揉方法：按揉左手处用右侧拇指，按揉右手处用左侧拇指，每次 5—10 分钟，或至缓解痉挛为宜。

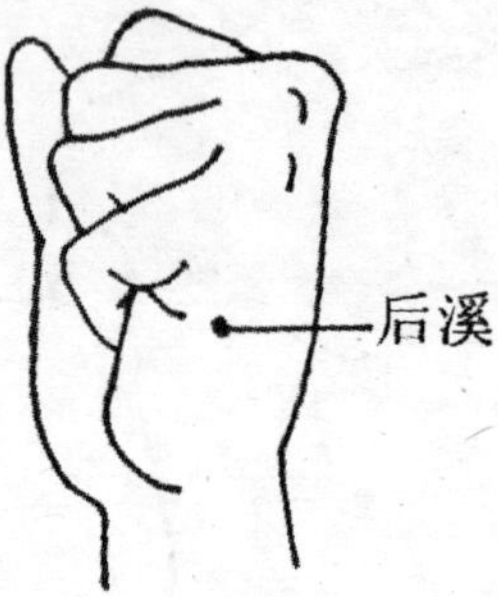

图 15

8．坐骨神经痛（下肢麻痹）

按揉穴位：环跳、阳陵泉、承山、承扶、委中（以上穴位，每次可取 2 个交替按揉）。

（1）环跳

穴位：大腿外侧，大转子后凹陷中（见图 16）。按揉方法：用两手食指，中指无名指同时揉压 10—15 分钟（加重手法）。

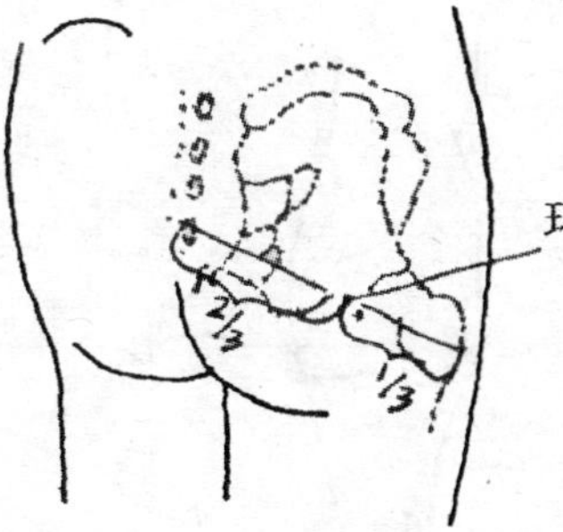

图 16

（2）阳陵泉

穴位：小腿外侧、腓骨小头前下缘凹陷处（见图 17）。按揉方法：按揉左腿时可用左手拇指，按揉右腿时可用右手拇指。每次 10—15 分钟。

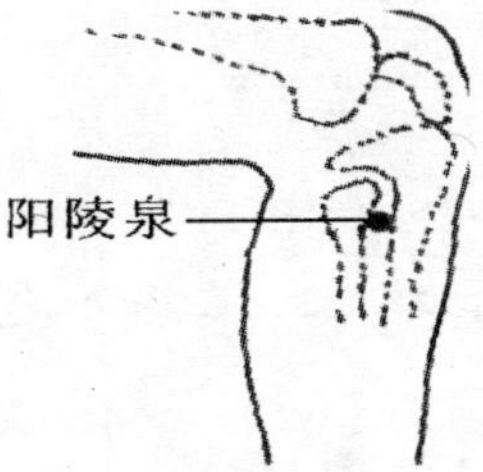

图 17

（3）承山

穴位：小腿后面，正中人字纹尖（见图 18）。按揉方法：按揉左腿时可用右手中指，按揉右腿时可用左手中指，每次 10—15 分钟，一日 2—3 次。

（4）承扶

穴位：大腿后面臀下横纹的中点。于臀部下侧中间处（见图 19）。按揉方法：用双手食指、中指、无名指每次同按揉 10—15 分钟，一日数次。

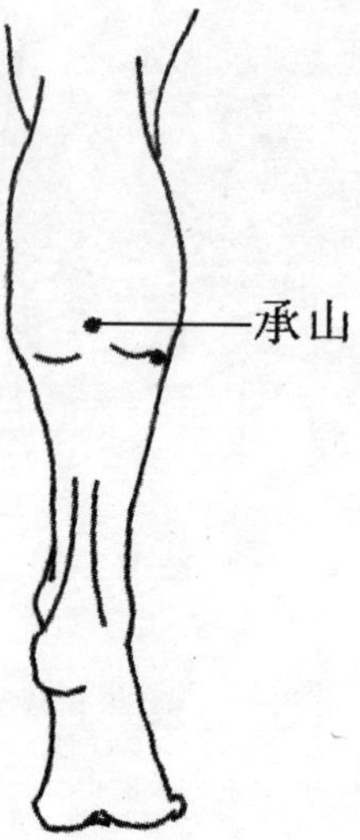

图 18

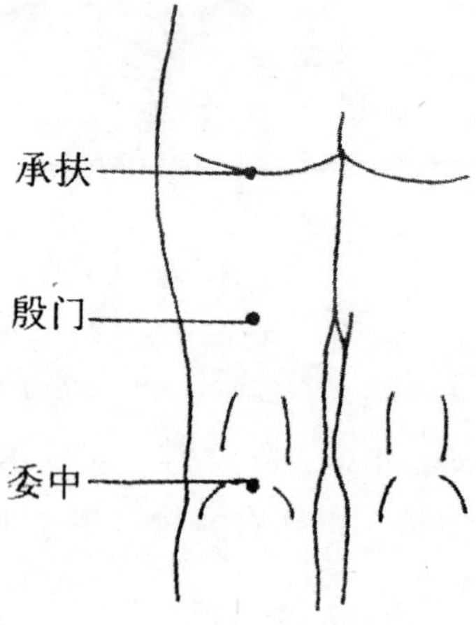

图 19

（5）委中

穴位：于膝部后横纹中点，膝部后中心处（见图 19）。按揉方法：用两手中指同时按揉，揉 10—15 分钟，一日数次。

9. 面瘫：

按揉穴位：地苍、颊车、迎香、合谷（以上穴位，每次可取2个交替按揉）。

（1）地苍

穴位：口两侧平角、旁开5分处（见图20）。按揉方法：用两手食指同时按揉10—15分钟，一日2—3次。

（2）颊车

穴位：上下齿用力咬紧时，咬肌突起处（见图20）。按揉方法：用两手拇指同时按揉10—15分钟，按揉时上下齿要咬紧。

（3）迎香

穴位：鼻翼旁5分处（见图20）。按揉方法：用食指同时按揉两侧穴位10—15分钟。

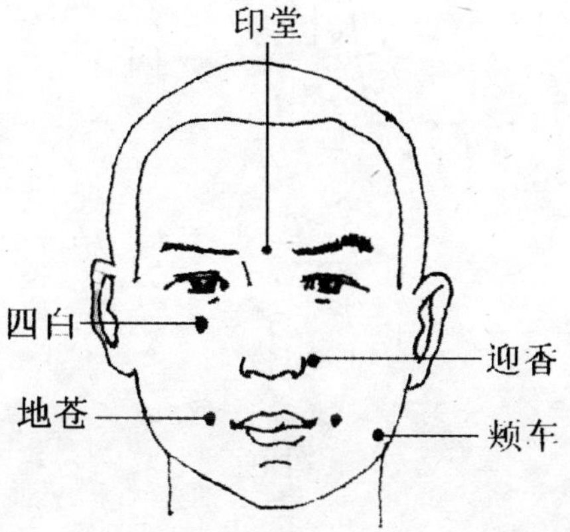

图20

（4）合谷

穴位：第一、二掌骨之间，近第二掌骨缘中点（见图5）。按揉方法：按揉左手时用右手拇指，按揉右手时用左手拇指，每次5—10分钟，一日2—3次。

二、消化系统常见病

1. 消化不良

按揉穴位：四缝、气海、内关（以上穴位每次可 2 个交替按揉）。

（1）四缝

穴位：手掌面 2、3、4、5 指的第一指关节横纹的中点（见图 21）。按揉方法：按揉左手时用右手拇指，按揉右手时可用左手拇指，各 10—15 分钟。

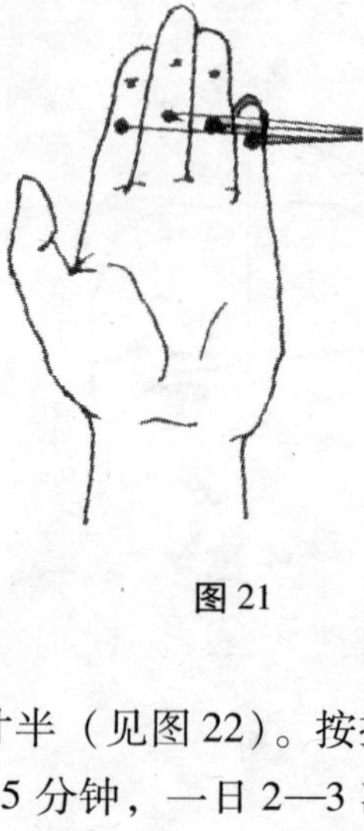

图 21

（2）气海

穴位：脐下一寸半（见图 22）。按揉方法：用左右手四指交替按揉，每次 10—15 分钟，一日 2—3 次。

（3）内关

穴位：腕关节掌侧，横纹正中上二寸，两筋之间（见图 11）。按揉方法：按揉左侧时可用右手拇指，按揉右侧时可用左手拇指，每次 5—10 分钟，一日 2—3 次。

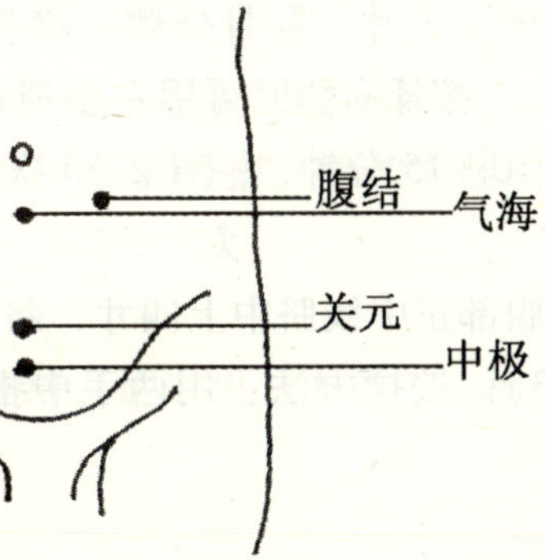

图 22

2. 胃痛

按揉穴位：腹结、足三里、中脘（以上穴位，每次可取 2 个交替按揉）。

（1）腹结

穴位：气海旁开四寸（见图 22）。按揉方法：用左右手四指交替按揉，每次 10—15 分钟，一日 2—3 次

（2）足三里

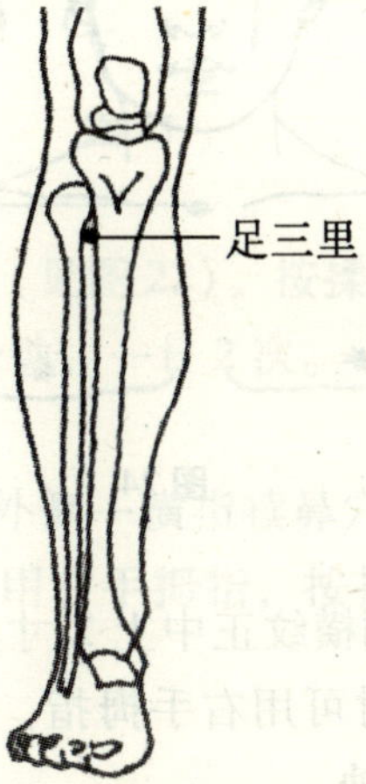

图 23

穴位：脐旁2寸（见图13）。按揉方法：用两手中指同时按揉，每次10—15分钟，一日2次。

5. 便秘

按揉穴位：支沟、天枢、长强。（以上穴位，每次可取2个，交替按揉）

（1）支沟

穴位：外关上1寸（见图26）。按揉方法：按揉左侧时用右手食指，按揉右侧时用左侧食指，每次10—15分钟，一日2—3次。

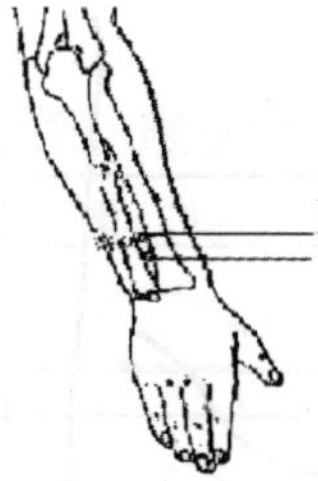

图26

（2）天枢

穴位：脐旁2寸（见图13）。按揉方法：用两手中指同时按揉，每次10—15分钟，一日2次。

（3）长强

穴位：尾骨端下5分处（见图27）。按揉方法：用左右手四指轮换按揉，每次10—15分钟，一日2—3次。

6. 脱肛

按揉穴位：长强、承山（以上穴位，每次可取2个轮换按揉）。

（1）长强

穴位：尾骨端下5分处（见图27）。按揉方法：用左右手四指轮换按揉，每次10—15分钟，一日2—3次。

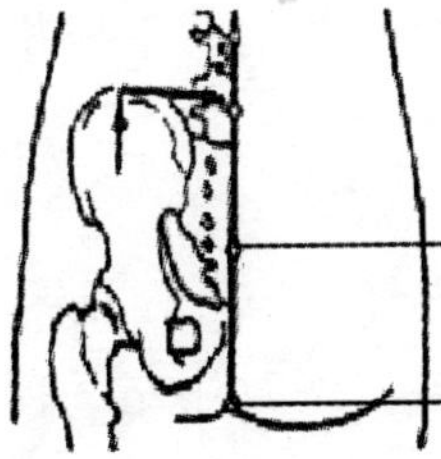

图 27

（2） 承山

穴位：小腿后面，正中人字纹尖（见图 18）。按揉方法：按揉左腿时可用右手中指，按揉右腿时可用左手中指，每次 10—15 分钟，一日 2 次。

三、呼吸系统常见病

1. 感冒

按揉穴位：大椎、曲池、丰隆、合谷（以上穴位，每次可取 2 个轮换按揉）。

（1）· 大椎

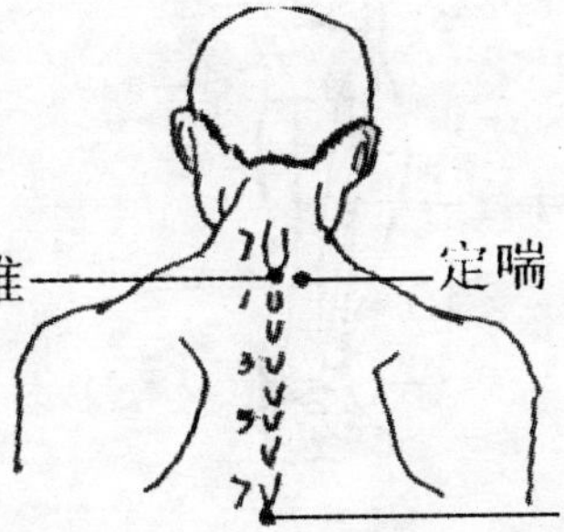

图 28

穴位：在第一椎节上（第七颈椎与第一胸椎棘突之间）（见

图 28）。按揉方法：由家人帮助用两手拇指交替按揉 10—15 分钟，一日 2 次。

（2）曲池

穴位：曲肘、横纹头向外 5 分处（见图 29）。按揉方法：按揉左侧时用右手拇指，按揉右侧时用左手拇指，每次 10—15 分钟，一日 2—3 次。

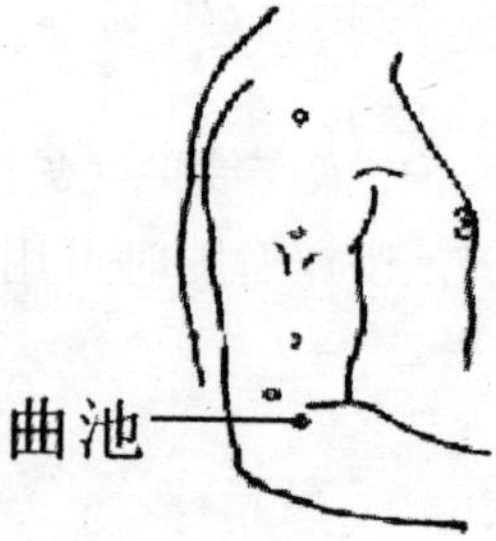

图 29

（3）丰隆

穴位：外踝上 8 寸，在胫腓两骨之间（见图 30）。按揉方法：按揉左腿时用左手食指、中指、无名指，按揉右腿时用右手食指、中指、无名指，每次 10—15 分钟，一日三次。

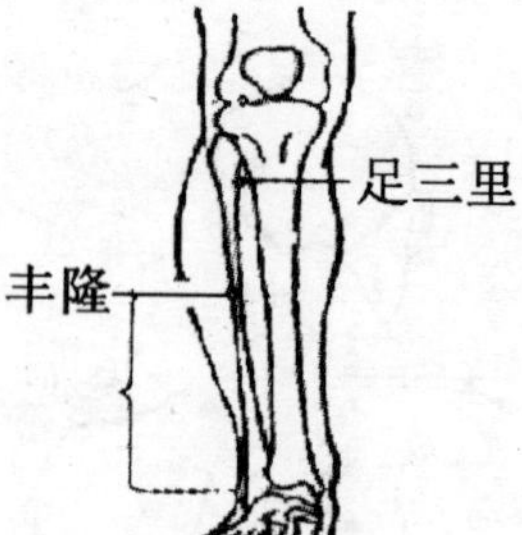

图 30

（4）合谷

穴位：第一、二掌骨之间，近第二掌骨缘中点（见图 5）。

按揉方法：按揉左侧时用右手拇指，按揉右侧时用左手拇指，每次 10—15 分钟，一日 2 次。

2. 哮喘

按揉穴位：至阳、喘息（以上穴位，每次可轮换按揉）。

（1）至阳穴

穴位：五、六胸椎旁开 5 分处（见图 31）。按揉方法：用双手中指轮换按揉，每次 10—15 分钟，由他人帮助按揉，一日 3—4 次。

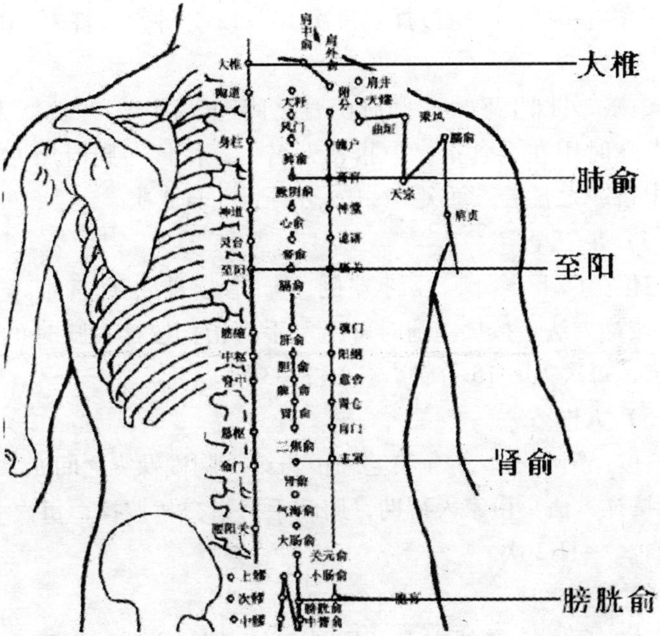

图 31（本图来自：http：//www. a－hospital. com）

（2）喘息（又名定喘）

穴位：大椎旁开 3—5 分处（见图 28）。按揉方法：由家人帮助，用左右手拇指同时按揉两侧喘息穴 10—15 分钟，一日 3—4 次。

3．支气管炎、支气管哮喘

按揉穴位：天突、喘息、丰隆、足三里、大椎、膻中。

（1）天突

穴位：胸骨上缘凹陷处，喉头下 2 寸（见图 24）。按揉方法：左右手食指交替圈式按揉，每次 10—15 分钟，一日 2—3 次。

（2）喘息（又名定喘）

穴位：大椎旁开 5 分处（见图 28）。按揉方法：由家人帮助，用左右手拇指同时按揉，每次 10—15 分钟，一日 2—3 次。

（3）丰隆

穴位：外踝上 8 寸，胫腓两骨之间（见图 30）。按揉方法：按揉左腿时用左手食指、中指、无名指，按揉右腿时用右手食指、中指、无名指，每次 10—15 分钟，一日 2 次。

（4）足三里

穴位：膝下 3 寸，胫骨外侧一横指犊鼻穴下三寸（见图 23）。按揉方法：按揉左腿时可用左手拇指，按揉右腿时可用右手拇指，每次 10—15 分钟，一日 2—3 次。

（5）大椎

穴位：第一椎节上（第七颈椎与第一胸椎棘突之间）（见图 28）。按揉方法：由家人帮助，用两手拇指交替按揉，每次 10—15 分钟，一日 2 次。

（6）膻中

穴位：两乳头连线中点（见图 32）。按揉方法：用两手中指交替按揉，每次 10—15 次，一日 2—3 次。

4．肺炎

按揉穴位：大椎、曲池、内关、肺俞、外关、合谷（以上穴位每次可取 2 个轮换按揉）。

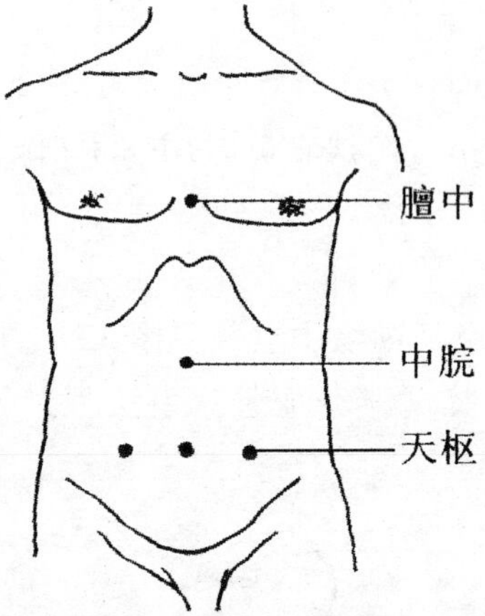

图 32

（1）肺俞

穴位：书中穴以此为准，第三胸棘突下，旁开 1.5 寸，三、四胸椎旁开 5 分处（见图 31）。按揉方法：用双手中指轮换按揉每次 10—15 分钟，一日 3—4 次。（由他人帮助按揉）

其他穴位：大椎（见图 28）、曲池（见图 29）、内关（见图 11）、外关（见图 26）、合谷（见图 5）。

四、循环系统常见病

1. 高血压

按揉穴位：足三里、曲池、人迎、石门（以上穴位，每次可取 2 个轮换按揉）。

（1）足三里

穴位：膝盖下 3 寸，胫骨外侧一横指犊鼻穴下三寸（见图 23）。按揉方法：用双手拇指按揉双侧足三里，每次 10—15 分钟，一日 2—3 次。

（2）曲池

穴位：曲肘、横纹头向外 5 分处（见图 29）。按揉方法：按揉左侧时用右手拇指，按揉右侧时用左手拇指，每次 10—15 分钟，一日 2—3 次。

（3）人迎

穴位：胸锁乳突肌前缘中点（见图 33）。按揉方法：用双手拇指同时按揉，按揉时避开血管，手法强，每次 10—15 分钟，一日 2—3 次。

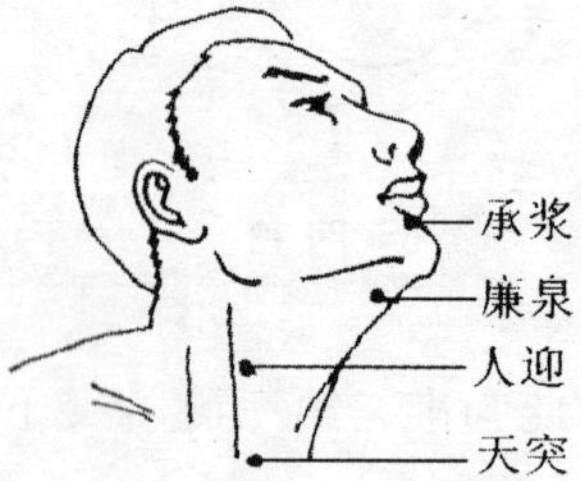

图 33

（4）石门

穴位：脐下 2 寸（见图 34）。按揉方法：用食指和中指轮换按揉，每次 10—15 分钟，一日 2—3 次。

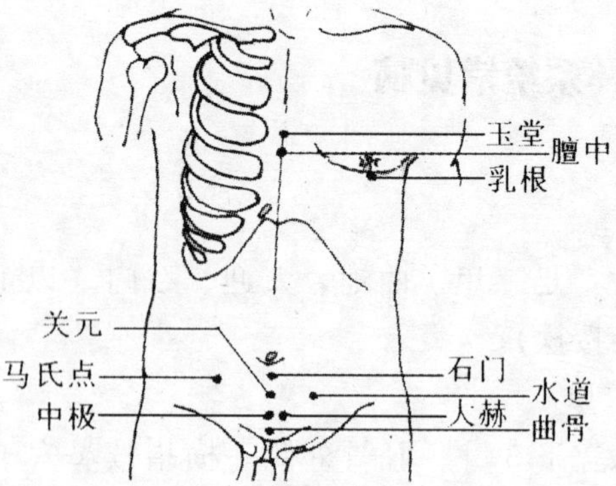

图 34

2. 低血压

按揉穴位：内关、人中、太冲（以上穴位，每次可取2个轮换按揉）。

（1）内关

穴位：腕关节掌侧，横纹正中上2寸，两筋之间（见图11）。按揉方法：用双手拇指轮换按揉，每次10—15分钟，一日2—3次。

（2）人中

穴位：在鼻中沟上1/3与2/3交界处（见图35）。按揉方法：用双手中指轮换按揉，每次10—15分钟，一日2—3次。

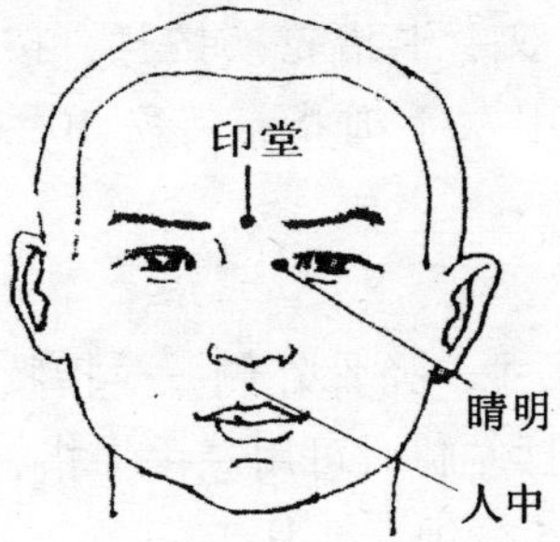

图35

（3）太冲

穴位：第一、二趾缝上二寸（见图36）。按揉方法：用双手拇指同时按揉10—15分钟，一日2—3次。

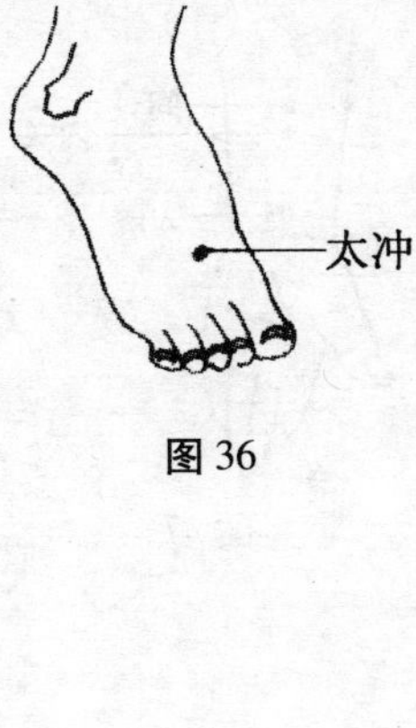

图36

3．心绞痛

按揉穴位：内关、外关、足三里、间使（以上穴位每次可取2个轮换按揉）。

（1）内关

穴位：腕关节掌侧，横纹正中上2寸，两筋之间（见图11）。按揉方法：用双手拇指轮换按揉，按揉左侧时可用右手拇指，按揉右侧时可用左手拇指，每次10—15分钟，一日2—3次。

（2）外关

穴位：腕关节背侧，横纹正中上2寸，两骨之间（见图26）。按揉方法：用双手中指轮换按揉，按揉左侧时用右手中指，按揉右侧时可用左手拇指，每次10—15分钟，一日2—3次。

（3）足三里

穴位：膝盖下3寸，胫骨外侧一横指犊鼻穴下三寸（见图23）。按揉方法：按揉左腿时可用左手拇指，按揉右腿时可用右手拇指，每次10—15分钟，一日2—3次。

（4）间使

穴位：内关上一寸（见图37）。按揉方法：用双手拇指轮换按揉，按揉左侧时可用右手拇指，按揉右侧时可用左手拇指，每次10—15分钟，一日2—3次。

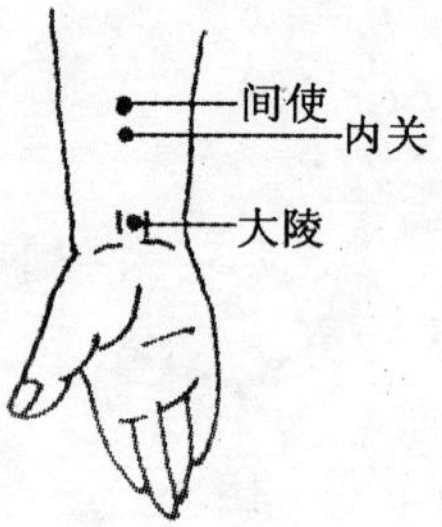

图37

4. 心悸（心跳）

按揉穴位：心俞、神门、尺泽、间使（以上穴位每次可取2个，轮换按揉）。

（1）心俞

穴位：第五胸椎，旁开1.5寸（见图38）。按揉方法：由他人用双手拇指轮换按揉，每次10—15分钟，一日2—3次。

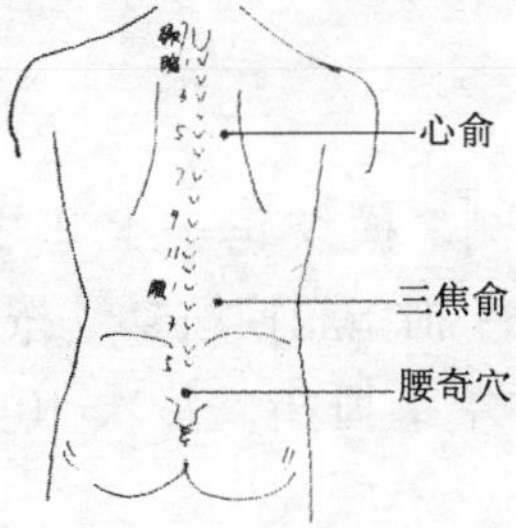

图38

（2）神门

穴位：腕关节小指侧，掌后横纹头凹陷处（见图10）。按揉方法：按揉左侧神门穴可用右手拇指，按揉右手神门穴可用左手拇指，每次10—15分钟，一日2—3次。

（3）尺泽

穴位：肘横纹中点，肱二头肌腱外侧（见图39）。按揉方法：用双手拇指轮换按揉，按揉左侧时可用右手拇指，按揉右侧时可用左手拇指，每次10—15分钟，心悸时随时按揉，心悸可缓解。

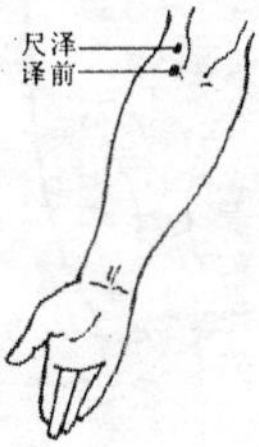

图39

(4) 间使

穴位：内关上1寸（见图37）。按揉方法：用双手拇指轮换按揉，按揉左侧时可用右手拇指，按揉右侧时可用左手拇指，每次10－15分钟，一日2—3次。

5. 心律不齐

按揉穴位：内关、膻中、通里、心俞（以上穴位每次可取2个，轮换按揉）。

(1) 内关

穴位：腕关节掌侧，横纹正中上2寸，两筋之间（见图11）。按揉方法：用双手拇指轮换按揉，按揉左侧时可用右手拇指，按揉右侧时可用左手拇指，每次10—15分钟，一日2—3次。

(2) 膻中

穴位：两乳头联线中点（见图13）。按揉方法：用两手中指轮换按揉，每次10—15分钟，一日2—3次，或有症状时按揉。

(3) 通里

穴位；腕横纹内侧上端5分处（见图40）。按揉方法：用双手轮换按揉，按揉左侧时可用右手拇指，按揉右侧时可用左手拇指，每次10—15分钟，一日2—3次。

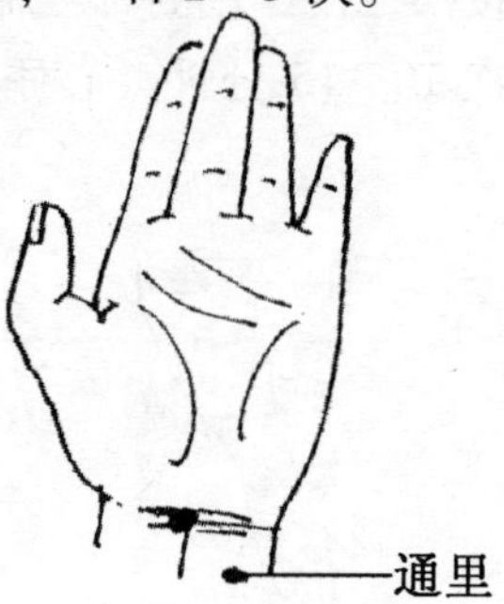

图40

（4）心俞

穴位：第五胸椎，旁开1．5寸（见图38）。按揉方法：由他人用双手拇指轮换按揉，每次10－15分钟，一日2—3次。

6．前期收缩

按揉穴位：大陵、灵通、神门、内关（以上穴位每次可取2个，轮换按揉）。

（1）大陵

穴位：腕横纹内侧上端（见图41）。按揉方法：按揉左侧时可用右手拇指，按揉右侧时可用左手拇指，每次10－15分钟，一日2—3次。

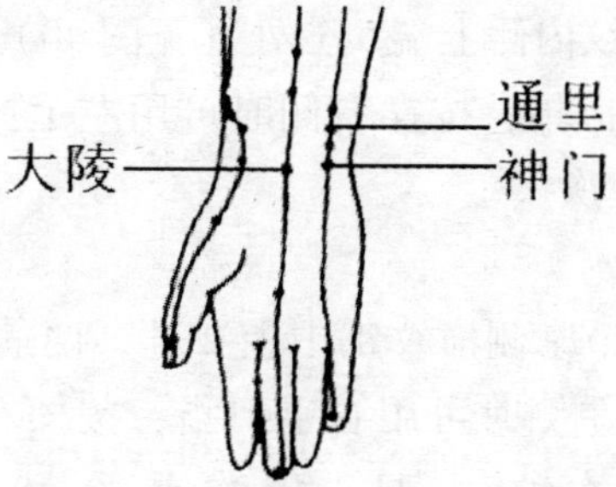

图41

（2）灵通

穴位；腕横纹内侧上端5分处（见图41）。按揉方法：按揉左侧时可用右手拇指，按揉右侧时可用左手拇指，每次10—15分钟，一日2—3次。

（3）神门

穴位：腕关节小指侧，掌后横纹头（见图41）。按揉方法：按揉左侧时可用右手拇指，按揉右侧时可用左手拇指，每次10—15分钟，一日2—3次。

（4）内关

穴位：腕关节掌侧，横纹正中上2寸两筋之间（见图11）。

按揉方法：按揉左侧时可用右手拇指，按揉右侧时可用左手拇指，每次10—15分钟，一日2—3次。

7. 心房纤维颤动

按揉穴位：神门、通里、内关、译前（以上穴位每次可取2个轮换按揉）。

（1）神门

穴位：腕关节小指侧，掌后横纹头（见图41）。按揉方法：按揉左侧时可用右手拇指，按揉右侧时可用左手拇指，每次10—15分钟，一日2—3次。

（2）通里

穴位：腕横纹内侧上端5分处（见图40）。按揉方法：按揉左侧时可用右手拇指，按揉右侧时可用左手拇指，每次10—15分钟，一日2—3次。

（3）内关

穴位：腕关节掌侧横纹正中上2寸，两筋之间（见图11）。按揉方法：按揉左侧时可用右手拇指，按揉右侧时可用左手拇指，每次10—15分钟，一日2—3次。

（4）译前

穴位：肘关节里横纹，下5分处（见图39）。按揉方法；按揉左侧时可用右手拇指，按揉右侧时可用左手拇指，每次10—15分钟，一日2—3次。

五、内分泌系统常见病

1. 糖尿病

按揉穴位：复溜、关元、飞扬、足三里（以上穴位每次可取2个穴位轮换按揉）。

（1）复溜

穴位：内踝后上 2 寸（见图 42）。按揉方法：用双手中指轮换按揉，每次 10—15 分钟，一日 2—3 次。

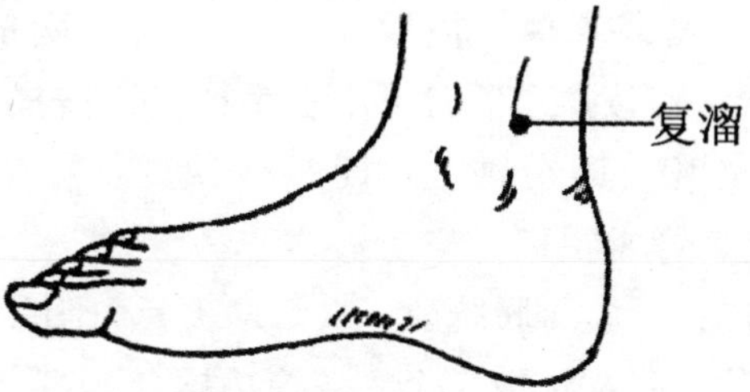

图 42

（2）关元

穴位；脐下三寸（见图 22）。按揉方法：脐下三寸取穴后用中指圈式按揉关元处，每次 10—15 分钟，一日 2—3 次。

（3）飞扬

穴位：外踝上 7 寸，腓骨后缘（见图 17）。按揉方法：用左右手拇指轮换按揉，每次 10—15 分钟，一日 2—3 次。

（4）足三里

穴位：膝下 3 寸，胫骨外侧一横犊鼻穴下三寸（见图 23）。按揉方法：按揉左腿时可用左手拇指，按揉右腿时可用右手拇指，每次 10—15 分钟，一日 2—3 次。

六、泌尿生殖系统常见病

1. 神经性尿频

按揉穴位：太冲、内关（以上穴位每次可 2 个轮换按揉）。

（1）太冲

穴位：第一、二趾缝上二寸（见图 36）。按揉方法：按揉左脚时可用右手拇指，按揉右脚时可用左手拇指，每次 10—15 分钟，一日 2—3 次。

（2）内关

穴位：腕关节掌侧，横纹正中上 2 寸，两筋之间（见图 11）。按揉方法：按揉左侧时可用右手拇指，按揉右侧时可用左手拇指，每次 10—15 分钟，一日 2—3 次。

2. 肾炎、肾盂肾炎

按揉穴位：肾俞、膀胱俞、气海、关元、阳陵泉、复溜、飞扬（以上穴位，每次可取 2 个，轮换按揉）。

（1）肾俞

穴位：第十四椎节下（第二、第三腰棘突之间，旁开二横指）（见图 31）。按揉方法：将手背后，用两手中指轮换按揉或由他人帮助按揉，每次 10—15 分钟，一日 2—3 次。

（2）膀胱俞

穴位：于第五腰椎下二寸右侧旁开 1.5 寸（见图 31）。按揉方法：将手背后，用右手中指按揉，每次 10—15 分钟，一日 2—3 次。

（3）气海

穴位：脐下 1 寸半（见图 22）。按揉方法：用左右手四指交替按揉，每次 10—15 分钟，一日 2—3 次。

（4）关元

穴位：脐下 3 寸（见图 22）。按揉方法：用左右手中指圈式轮换按揉，每次 10—15 分钟，一日 2—3 次。

（5）阳陵泉

穴位：小腿外侧，腓骨小头前下缘凹陷处（见图 17）。按揉方法：按揉左腿时可用左手拇指，按揉右腿时可用右手拇指，每次 10—15 分钟，一日 2—3 次。

（6）复溜

穴位：内踝后上2寸（见图42）。按揉方法：用双手中指轮换按揉，每次15—20分钟，一日2—3次。

（7）飞扬

穴位：外踝上7寸，腓骨后缘（见图17）。按揉方法：用左右手拇指轮换按揉，每次10—15分钟，一日2—3次。

3. 前列腺炎

按揉穴位：中极、阳陵泉、关元、三阴交。

（1）中极

穴位：脐下4寸（见图34）。按揉方法：用两手中指划圈轮换按揉，每次10—15分钟，一日2—3次。

（2）阳陵泉

穴位：小腿外侧，腓骨小头前下缘凹陷处（见图17）。按揉方法：按揉左腿时可用左手拇指，按揉右腿时可用右手拇指，每次10—15分钟，一日2—3次。

（3）关元

穴位：脐下3寸（见图34）。按揉方法：用左右手中指圈式轮换按揉。

（4）三阴交

穴位：内踝上3寸，胫骨缘（见图12）。按揉方法：按揉左侧时可用右手拇指，按揉右侧时可用左手拇指，每次10—15分钟，一日2—3次。

4. 膀胱炎

按揉穴位：肾俞、中极、三阴交、膀胱俞（以上穴位每次可取2个轮换按揉）。

（1）肾俞

穴位：第十四椎节下（第二、三腰椎棘突之间）旁开二横指（见图31）。按揉方法：将手背后，用两手中指轮换按揉或由他人帮助按揉，每次10—15分钟，一日2—3次。

（2）中极

穴位：脐下四寸（见图34）。按揉方法：仰卧，用两手中指轮换圈式按揉，每次10—15分钟，一日2次。

（3）三阴交

穴位：内踝上3寸，胫骨缘（见图12）。按揉方法：按揉左侧时可用右手拇指，按揉右侧时可用左手拇指，圈式按揉，每次10—15分钟，一日2次。

（4）膀胱俞

穴位：第五腓下二寸右侧旁开1.5寸（见图31）。按揉方法：将手背后，用右手中指按揉，每次10—15分钟，一日2次。

5. 遗精、阳萎、早泄

按揉穴位：关元、三阴交、中极、神门、长强（以上穴位.每次可取2个，可交替按揉）。

（1）关元

穴位：脐下3寸（见图34）。按揉方法：用左右手中指顺时针、逆时针轮换按揉，每次10—15分钟，一日2—3次。

（2）三阴交

穴位：内踝上3寸，胫骨缘（见图12）。按揉方法：按揉左侧时可用右手拇指，按揉右侧时可用左手拇指，每次10—15分钟，一日2—3次。

（3）中极

穴位：脐下4寸（见图34）。按揉方法：用两手中指划圈轮换按揉，每次10—15分钟，一日2—3次。

（4）神门

穴位：腕关节小指侧，掌后横纹头凹陷处（见图10）。按揉方法：按揉左侧时可用右手拇指，按揉右侧时可用左手拇指，每次10—15分钟，一日2—3次。

（5）长强

穴位：尾骨端下 5 分处（见图 27）。按揉方法：用左右手四指轮换按揉，每次 10—15 分钟，一日 2—3 次。

七、运动系统常见病

1. 腕关节痛

按揉穴位：阳溪、阴谷、外关、神门。

（1）阳溪

穴位：腕关节桡侧的凹陷中（见图 43）。按揉方法：左右手中指轮换按揉，每次 10—15 分钟，一日 2—3 次。

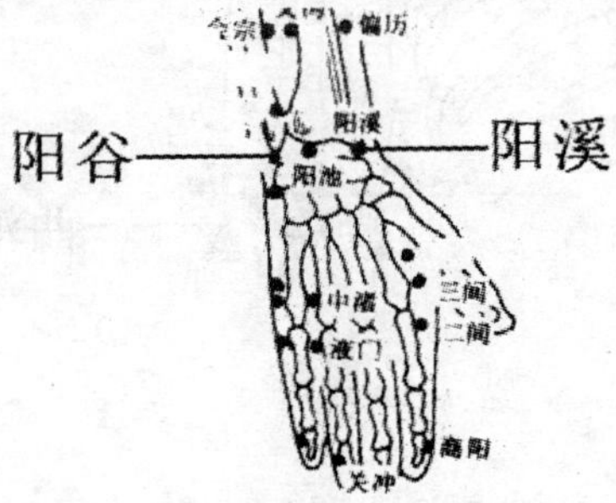

图 43

（2）阳谷

穴位：腕关节尺侧凹陷中（见图 43）。按揉方法：左右手拇指轮换按揉，每次 10—15 分钟，一日 2—3 次。

（3）外关

穴位：腕关节背侧，横纹正中上 2 寸，两筋之间（见图 38）。按揉方法：用双手中指轮换按揉，按揉左侧时用右手中指，按揉右侧时可用左手拇指，每次 10—15 分钟，一日 2—3 次。

（4）神门

穴位：腕关节小指侧，掌后横纹头凹陷处（见图 10）。按揉方法：按揉左手神门穴处可用右手拇指，按揉右手神门穴处可用左手拇指，每次 10—15 分钟，一日 2—3 次。

2. 肩关节痛

按揉穴位：巨骨、肩髎、极泉、曲池、肩髃、臂臑。

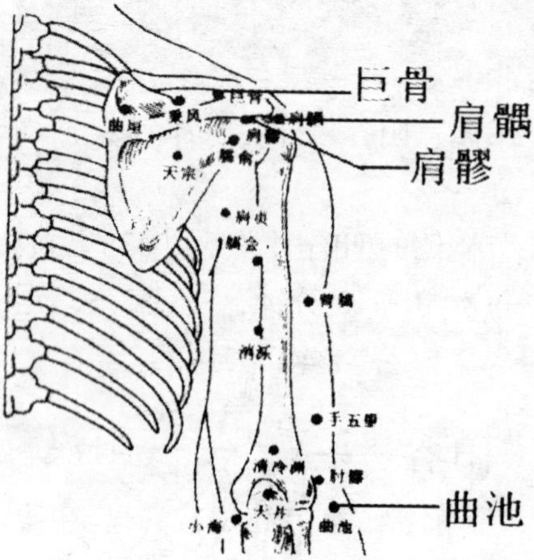

图 44

（1）巨骨

穴位：锁骨肩峰端与肩甲骨间凹陷处（见图 44）。按揉方法：按揉左侧时可用右手中指，按揉右侧时可用左手中指，每次 10—15 分钟，一日 3—4 次。

（2）肩髎

穴位；肩峰下，三角肌中部（见图 44）。按揉方法：按揉左侧时可用右手中指，按揉右侧时可用左手中指，每次 10—15 分钟，一日 3—4 次。（也可由家人帮助按揉）

（3）极泉

穴位；腋窝正中，腋动脉内侧（见图 45）。按揉方法：按揉左侧时用右手中指，按揉右侧时用左手中指，每次 10—15 分钟，一日 2—3 次。

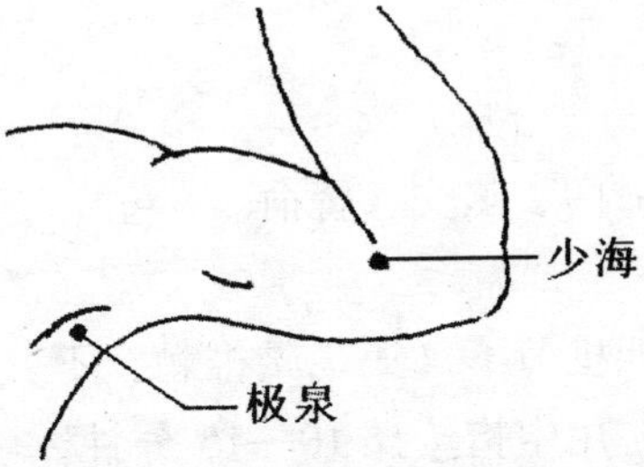

图 45

（4）曲池

穴位：曲肘，横纹头向外 5 分（见图 29）。按揉方法：按揉左侧时用右手中指，按揉右侧时可用左手中指，每次 10—15 分钟，一日 2—3 次。

（5）肩髃

穴位：肩峰下，三角肌中部（见图 46）。按揉方法：按揉左侧时用右手中指，按揉右侧时可用左手中指，每次 10—15 分钟，一日 2—3 次。

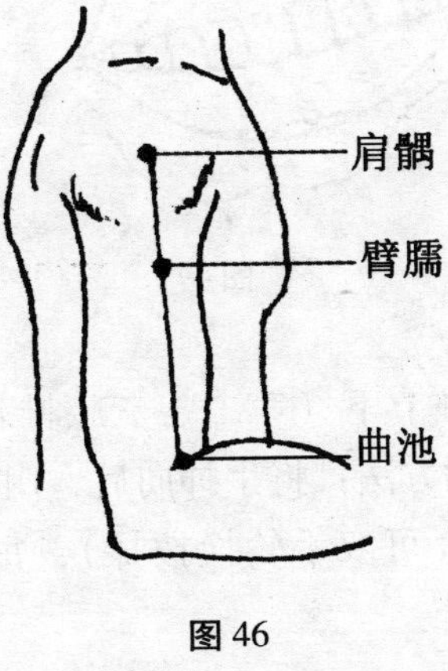

图 46

（6）臂臑

穴位：三角肌下端偏内（见图 46）。按揉方法：按揉左侧时用右手中指，按揉右侧时可用左手中指，每次 10—15 分钟，一日 2—3 次。

3. 腰痛

按揉穴位：命门、龈交、肾俞。

（1）命门

穴位：第十四椎节下（第二腰椎棘突下）（见图 31）。按揉方法：手伸向后，用中指按揉 10—15 分钟，一日 3—4 次。（可两手轮换按揉）

（2）龈交

穴位：上唇与上龈交界的中点处（见图 47）。按揉方法：用酒精棉消毒手指，（或用水把手多次洗净）然后用左手拇指将上唇上拉，用右手食指按揉龈交处 10—15 分钟，一日 2—3 次可缓解腰痛。

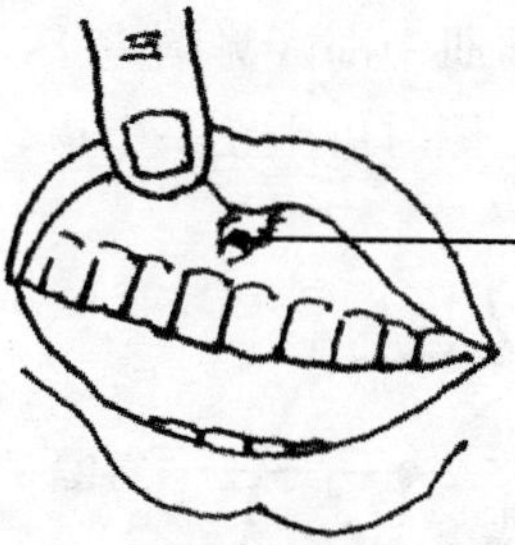

图 47

（3）肾俞

穴位：第十四椎节下（第二、三腰椎棘突之间）旁开二横指（见图 31）。按揉方法：将手抻向后，用食指、中指、无名指按揉第十四椎节下（可双手轮换按揉），每次 10—15 分钟，一日 3 次。

4. 颈痛

按揉穴位：落枕、中渚、养老。

（1）落枕

穴位：手背第二、三掌骨间，掌指关节后5分处（见图48）。按揉方法；按揉左手时用右手拇指，按揉右手时用左手拇指，每次10—15分钟。

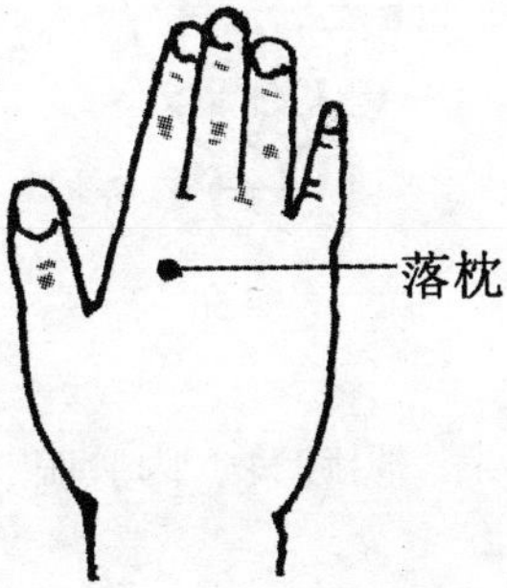

图48

（2）中渚

穴位：轻握拳，在手背第四，五掌骨间，掌指关节后凹中（见图49）。按揉方法：按揉左手时用右手中指，按揉右手时用左手中指，每次10—15分钟，一日2—3次，主治肩背沉痛、耳鸣。

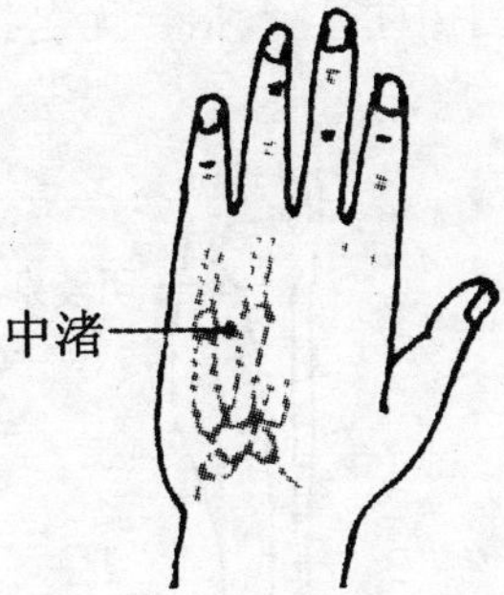

图49

（3）养老

穴位：尺骨头外二分（见图50）。按揉方法：按揉左手时用右手食指，按揉右手时用左手食指，每次10—15分钟，主治背、肩、臂酸痛、后头痛、落枕、上肢活动障碍。

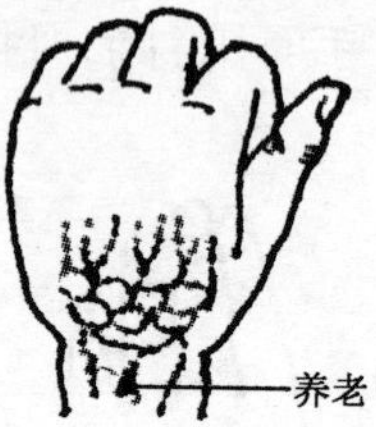

图50

5. 膝关节痛

按揉穴位：阳陵泉、阴陵泉、内膝眼、外膝眼。

（1）阳陵泉

穴位：小腿外例，腓骨小头前下缘凹陷处（见图17）。按揉方法；按揉左腿时用左手中指，按揉右腿时用右手中指，每次10—15分钟，一日2—3次。

（2）阴陵泉

穴位：胫骨内侧膝下凹陷处（见图51）。按揉方法：按揉前将腿放在床上或凳子上，按揉左腿时用右手中指、食指、无名指，按揉右腿时用左手中指、食指、无名指，每次10—15分钟，一日2—3次。

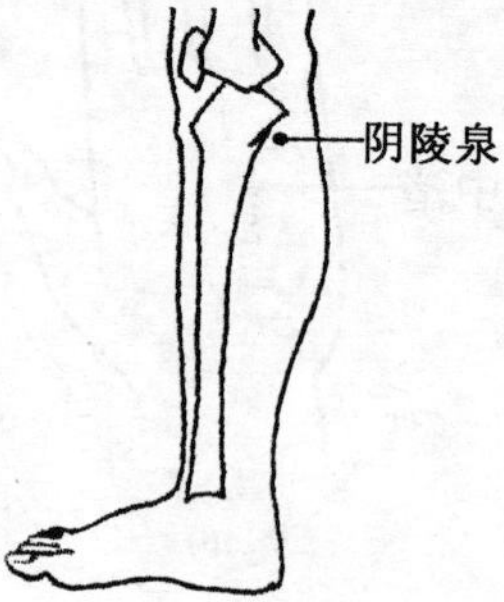

图51

(3) 膝眼穴（内、外膝眼）

穴位：在膝下两旁凹陷中，内膝眼、外膝眼（见图52）。按揉方法：按揉左侧时用左手拇指及食指同时按揉内外膝眼穴，按揉右侧时用右手拇指及食指同时按揉内外膝眼穴，每次10—15分钟，一日2—3次。

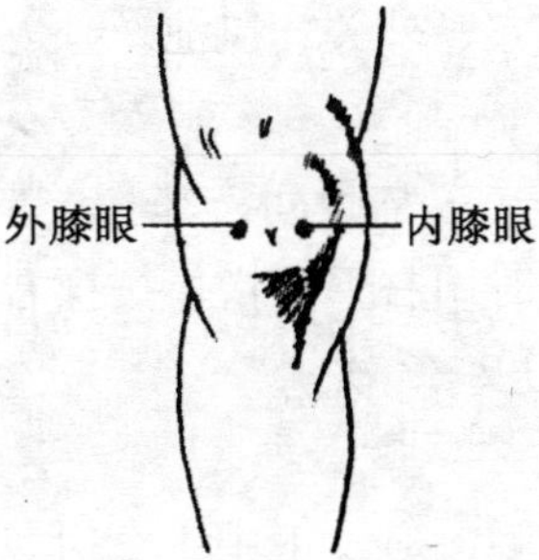

图52

6. 腰间盘脱出症

按揉穴位：殷门、承山。

(1) 殷门

穴位：臀横纹至窝横纹正中连线中点（见图53）。按揉方法：按揉左侧时用左手食指、中指、无名指，按揉右侧时用右手食指、中指、无名指，各10—15分钟，一日2—3次。

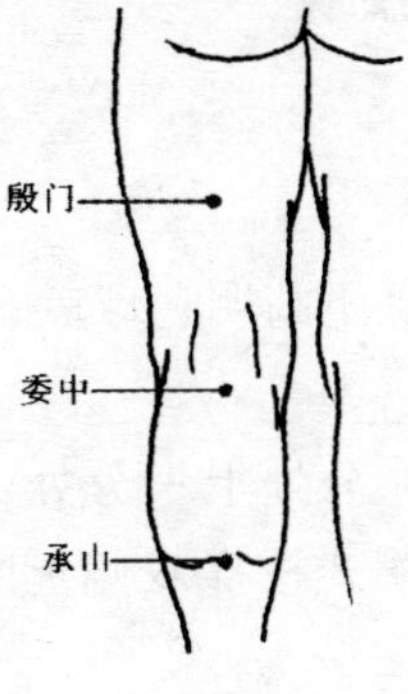

图53

（2）承山

穴位：在小腿后面，正中人字纹尖（见图 53）。按揉方法：按揉左侧时用左手食指、中指、无名指，按揉右侧时用右手食指、中指、无名指，各 10—15 分钟，一日 2—3 次。

7. 落枕

按揉穴位：落枕穴、外关、风池。

（1）落枕穴

穴位：手背第二、三掌骨间，掌指关节后 5 分（见图 48）。按揉方法：按揉左手时用右手食指，按揉右手时用左手食指，每次 10—15 分钟，一日 2—3 次。

（2）外关

穴位：腕关节背侧，横纹正中上 2 寸两骨之间（见图 26）。按揉方法：按揉左手时用右手拇指，按揉右手时用左手拇指。

（3）风池

穴位：乳头后面一寸半凹陷处（见图 4）。按揉方法：用双手拇指先顺时针按揉 5—10 分钟，后逆时针按揉 5—10 分钟，一日 2—3 次。

八、五官科常见疾病

1. 白内障

按揉穴位：上睛明、下睛明、球后、承泣、印堂、太阳。

（1）上睛明

穴位：在内眼角内一分处上三分处（见图 54）。按揉方法：用双手食指顺时针划小圈式按揉双侧上睛明，每次 5—10 分钟，一日 2—3 次。

（2）下睛明

穴位：在内眼角内一分处下二分处内一分（见图54）。按揉方法：用双手食指顺时针划小圈式按揉双侧下睛明，每次5—10分钟，一日2—3次。

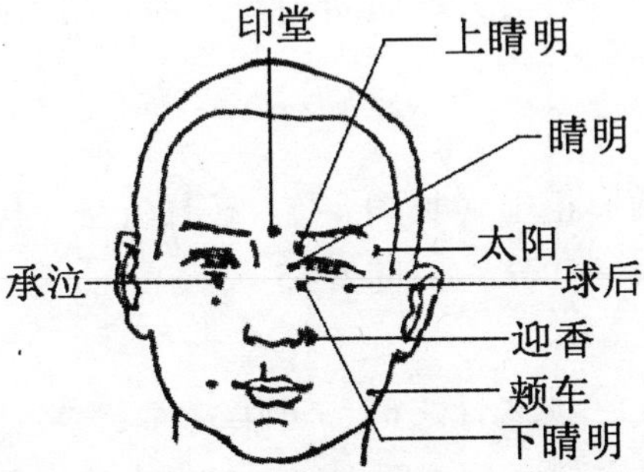

图54

（3）球后

穴位：眶下缘，外1/4与内3/4交界处（见图54）。按揉方法：用双手食指顺时针划小圈式按揉双侧球后穴，每次5—10分钟，一日2—3次。

（4）承泣

穴位：眼平视，瞳孔直下七分（见图54）。按揉方法：用双手食指顺时针划小圈按揉双侧承泣穴，每次5—10分钟，一日2—3次。

（5）印堂

穴位：在两眉正中（见图54）。按揉方法：用右手食指划小圈按揉每次5—10分钟，一日2—3次。

（6）太阳

穴位：眉梢与外眼角中间向后一寸凹陷处（见图54）。按揉方法：用双手食指顺时针同时划小圈式按揉双侧太阳穴，每次5—10分钟，一日2—3次。

2. 青光眼

按揉穴位：太阳、印堂、合谷、风池。

（1）太阳

穴位：眉梢与外眼角中间向后一寸凹陷处（见图54）。按揉方法：用双手食指顺时针同时划小圈按揉双侧太阳穴，每次5—10分钟，一日2—3次。

（2）印堂

穴位：在两眉正中（见图54）。按揉方法：用右手食指划小圈按揉，每次5—10分，一日2—3次。

（3）合谷

穴位：第一、二掌骨之间，近第二掌骨缘中点（见图5）。按揉方法：按揉左侧时用右手拇指，按揉右侧时用左手拇指，每次5—10分钟，一日2—3次。

（4）风池

穴位：乳突后一寸半凹陷处（见图4）。按揉方法：用拇指先顺时针按揉5—10分钟，后逆时针按揉5—10分钟，一日2—3次。

3．流泪

按揉穴位：承泣、睛明、太阳。

（1）承泣

穴位：眼平视，瞳孔直下七分（见图54）。按揉方法：用双手食指顺时针划小圈按揉双侧承泣穴，每次5—10分钟，一日2—3次。

（2）睛明

穴位：在内眼角内一分处（见图54）。按揉方法：用双手食指顺时针划小圈按揉双侧睛明穴，每次5—10分钟，一日2—3次。

（3）太阳

穴位：眉梢与外眼角中间向后一寸凹陷处（见图54）。按揉方法：用双手食指顺时针同时划小圈按揉双侧太阳穴，每次 5—10 分钟，一日 2—3 次可缓解流泪。

4．耳鸣

按揉穴位：听宫、医风、四渎、中渚。

（1）听宫

穴位：张口时，耳前凹陷处（见图 55）。按揉方法：用左右手食指顺时针划圈按揉，每次 5—10 分钟，一日 2—3 次（也可顺时针，逆时针交替按揉）。

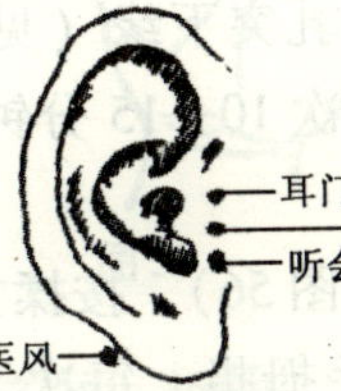

图 55

（2）医风

穴位：耳垂后凹陷处（见图 55）。按揉方法：用左右手食指顺时针按揉，每次 5—10 分钟，一日 2—3 次。

（3）四渎

穴位：外关上 3 寸（见图 56）。按揉方法：按揉左侧时用右手拇指，按揉右侧时用左手拇指，每次 5—10 分钟，一日 2—3 次。

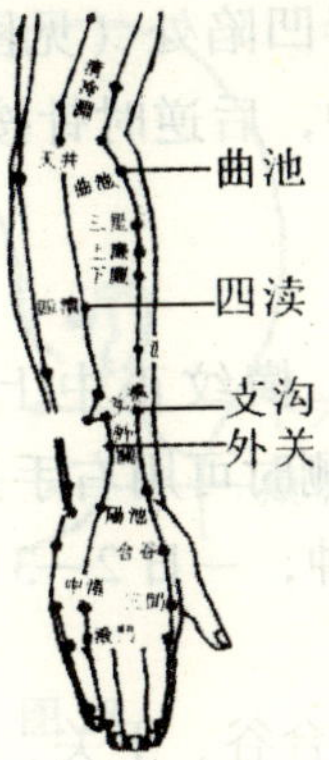

图 56